Antibiotika in der Praxis

von W. Ebner

F. Daschner

Leitsätze der Antibiotikatherapie
(s.a. Kapitel 2)

1. **Strenge Indikationsstellung:** Ein Antibiotikum ist kein Antipyretikum!

2. **Rationale und gezielte Therapie:** Vor jeder Antibiotikatherapie Versuch einer Erregerisolierung!

3. **Richtige Wahl des Antibiotikums:** Substanzen mit möglichst schmalen Spekrum bevorzugen. Nebenwirkungen und mögliche Interaktionen mit anderen Medikamenten beachten. Umstellen von intravenöser auf orale Therapie erwägen. Kosten berücksichtigen.

4. **Dosierung überprüfen:** Ausreichend hohe Dosierung. Dosisanpassung bei eingeschränkter Nierenfunktion.

   Berechnung der Kreatininclearance (=GFR): ein 24-h-Urin zur Berechnung der Kreatininclearance steht selten zur Verfügung und ist zur Dosisanpassung von Antibiotika auch meist entbehrlich. Unverzichtbar bei Patienten über 60 Jahre oder bei Kreatinin >1mg/dl oder bei Gewicht unter 60 kg ist die Schätzung der GFR mit Hilfe des stabilen Serum-Kreatinin [mg/dl].

Umrechnungsformel nach *COCKROFT & GAULT*:

$$\text{Kreatinin-Clearance} = \frac{140 - \text{Alter}}{\text{Serumkreatinin}} \times \frac{\text{KG}}{72} (\times\, 0{,}85 \text{ bei Frauen})$$

5. **Spiegelbestimmungen bei Antibiotika mit geringer therapeutischer Breite** (z.B. Aminoglykoside, Vancomycin)

6. **Kontraindikationen beachten:** Vor Antibiotikagabe Allergien ausschließen!

7. **Therapiedauer beachten:** Bis 3-5 Tage nach Entfieberung. Therapiedauer $\geq$ 7-10 Tage nur begründet.

8. **Ursachen für Nicht-Ansprechen der Antibiotikatherapie:**
   Falsches Antibiotikum?
   Falscher Erreger? Pilze? Viren?
   Substanz erreicht Infektionsort nicht? Abszess?
   Fremdkörper (Venenkatheter, Blasenkatheter)?
   Abwehrdefekt?
   Drug Fever?

9. **Die meisten Lokalantibiotika können durch Antiseptika ersetzt werden.**

U. Frank

Antibiotika in der Praxis mit Hygieneratschlägen

Unter Mitarbeit von W. Ebner

9., vollständig
überarbeitete Auflage

Begründet von F. Daschner

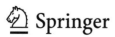 Springer

Professor Dr. med. Uwe Frank
Institut für Umweltmedizin und Krankenhaushygiene
Klinikum der Albert-Ludwigs-Universität
Breisacher Str. 115b
79106 Freiburg

ISBN 978-3-642-10459-6 Springer Verlag Berlin Heidelberg New York

Bibliografische Information der Deutschen Nationalbibliothek
Die Deutsche Bibliothek verzeichnet diese Publikation in der Deutschen Nationalbibliografie; detaillierte bibliografische Daten sind im Internet über http://dnb.d-nb.de abrufbar.

Dieses Werk ist urheberrechtlich geschützt. Die dadurch begründeten Rechte, insbesondere die der Übersetzung, des Nachdrucks, des Vortrags, der Entnahme von Abbildungen und Tabellen, der Funksendung, der Mikroverfilmung oder der Vervielfältigung auf anderen Wegen und der Speicherung in Datenverarbeitungsanlagen, bleiben, auch, bei nur auszugsweiser Verwertung, vorbehalten. Eine Vervielfältigung dieses Werkes oder von Teilen dieses Werkes ist auch im Einzelfall nur in den Grenzen der gesetzlichen Bestimmungen des Urheberrechtsgesetzes der Bundesrepublik Deutschland vom 9. September 1965 in der jeweils geltenden Fassung zulässig. Sie ist grundsätzlich vergütungspflichtig. Zuwiderhandlungen unterliegen den Strafbestimmungen des Urheberrechtsgesetzes.

Springer Medizin
Springer-Verlag GmbH
Ein Unternehmen von Springer Science+Business Media
springer.de

© Springer-Verlag Berlin Heidelberg 1992, 1995, 1998, 2000, 2002, 2004, 2006, 2008, 2011

Printed in Germany

Die Wiedergabe von Gebrauchsnamen, Handelsnamen, Warenbezeichnungen usw. in diesem Werk berechtigt auch ohne besondere Kennzeichnung nicht zu der Annahme, dass solche Namen im Sinne der Warenzeichen- und Markenschutz-Gesetzgebung als frei zu betrachten wären und daher von jedermann benutzt werden dürften.

Produkthaftung: Für Angaben über Dosierungsanweisungen, Applikationsformen und Normwerte kann vom Verlag keine Gewähr übernommen werden. Derartige Angaben müssen vom jeweiligen Anwender im Einzelfall anhand anderer Literaturstellen auf ihre Richtigkeit überprüft werden.

Planung: Hinrich Küster, Heidelberg
Projektmanagement: Claudia Bauer, Heidelberg
Satz: Mitterweger & Partner, Plankstadt
Layout und Umschlaggestaltung: deblik Berlin
SPIN 12551590

Gedruckt auf säurefreiem Papier   22/2122/cb – 5 4 3 2 1 0

Vorwort zur 9. vollständig überarbeiteten Auflage

Sehr geehrte Frau Kollegin,
Sehr geehrter Herr Kollege,

Veränderungen in der Antibiotikatherapie werden gleichzeitig mit dem Auftreten neuer Krankheitserreger und Antibiotikaresistenzen erforderlich. Diese Entwicklungen sind so rasant, dass kein Lehrbuch der Klinischen Mikrobiologie, Infektiologie oder Pharmakologie damit Schritt halten kann. Wir Ärzte sind heutzutage auf medizinische Literatur zur Verschreibung von Antibiotika angewiesen, aber präzise und hilfreiche Informationen für die patientengerechte Therapieplanung sind oft schwierig zu erhalten.

Die erste Auflage des von Herrn Prof. Franz Daschner begründeten Kitteltaschenbuches „Antibiotika in der Praxis" erschien in Deutschland 1992. Die Zielsetzung dieses Buches war die Unterstützung von Fachärzten, Hausärzten, Pharmazeuten, Medizinstudenten und medizinischem Fachpersonal durch ein präzises Nachschlagewerk für Antibiotika mit Auflistung der verfügbaren Präparate, antimikrobiellem Spektrum, gebräuchlichen Dosierungen und Therapieempfehlungen, Gegenanzeigen und in speziellen Fällen auch pharmakologischen Daten. Das Büchlein wurde regelmäßig aktualisiert und in seiner Struktur den Anforderungen der Benutzer angepasst. In der 6. und 7. Auflage habe ich bereits als Koautor mitgewirkt und nach der Emeritierung von Franz Daschner die 8. Auflage, erschienen 2008, herausgegeben. Ich bin überzeugt, dass dieses Handbuch der Antibiotikatherapie in seiner Genauigkeit und Prägnanz Einmaligkeit besitzt.

Aufgrund der Beliebtheit des Kitteltaschenbuches unter Ärzten und Pharmazeuten, nicht nur in Deutschland, Österreich und der Schweiz, habe ich mich entschlossen, die vorliegende 9. Auflage herauszugeben. Das praktische Taschenformat des Büchleins war sehr erfolgreich und hat mich überzeugt, dieses Design beizubehalten, so dass das Antibiotikabüchlein in jede Kitteltasche passt und in der Praxis jederzeit rasch greifbar ist.

Der Aufbau des Taschenbuches ist auf den täglichen Gebrauch ausgelegt. Ich habe mich bemüht, die meisten in Deutschland gebräuchlichen Präparate-Handelsnamen zu berücksichtigen. Das Taschenbuch soll keine offizielle Therapieanleitung darstellen. Bei Abweichungen zwischen den Empfehlungen im Kitteltaschenbuch, den Informationen der Beipackzettel und/oder Richtlinien von Fachgesellschaften, bitte ich den Leser sich offizielle und ausführliche Informationen seitens des Arzneimittelherstellers zu besorgen.

Wenn Sie mir Anregungen oder Änderungswünsche zu den Empfehlungen in diesem Kitteltaschenbuch mitteilen möchten, bitte ich Sie, mir an folgende Adresse zu schreiben:

uwe.frank@uniklinik-freiburg.de

Ich bitte Sie höflich, mich auch weiterhin zu informieren, wenn ein bestimmtes Antibiotikum oder ein bestimmter Krankheitserreger nicht im Buch enthalten ist.

Ich freue mich, von Ihnen zu hören!

Mit freundlichen kollegialen Grüßen

Ihr

U. Frank   Freiburg, September 2010

Vorwort

Liebe Kolleginnen und Kollegen,

mein Taschenbuch Antibiotika am Krankenbett, mittlerweile in der 5. Auflage im Springer-Verlag erschienen, ist zum Antibiotika-Buch mit der größten Auflage in Deutschland geworden. Dazu haben viele Kolleginnen und Kollegen beigetragen, indem sie mir über die Jahre hinweg außerordentlich wertvolle Anregungen gegeben haben, um das Buch immer wieder zu verbessern. Ich hoffe, daß dies auch bei diesem Buch geschieht, das ich für den niedergelassenen Arzt so praxisnahe wie möglich verfaßt habe. Daher ist fast ausschließlich nur die orale Antibiotikatherapie berücksichtigt.
Bitte schreiben Sie mir Ihre Änderungswünsche und Verbesserungsvorschläge, da nur aus der engen Zusammenarbeit zwischen Praxis und Klinik einfache und kostengünstige Therapiekonzepte resultieren, die immer ein Kompromiß sein müssen zwischen dem, was die Wissenschaft empfiehlt und dem, was dann tatsächlich in der Praxis realisiert werden kann.
Ich jedenfalls habe schon sehr viel von Ihnen gelernt.

Mit freundlichen kollegialen Grüßen

Ihr

F. Daschner   Freiburg, Januar 1992

Danksagung

Viele Kolleginnen und Kollegen haben uns sehr wichtige Hinweise gegeben, Verbesserungsvorschläge unterbreitet und uns vor allem auf Fehler aufmerksam gemacht. Ihnen danken wir aufrichtig. Ganz besonderer Dank gilt unserem ärztlichen Mitarbeiter Herrn Dr. med. Winfried Ebner, der uns mit dieser Neuauflage unersetzliche Dienste geleistet hat. Unser Dank gilt auch Herrn Prof. Dr. med. Manfred Kist, Freiburg, für die stets wertvollen Anregungen zum Thema Darminfektionen.

Der Autor

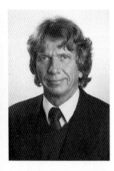

Prof. Dr. med. Uwe Frank
1986-1990 Wissenschaftlicher Assistent an der Klinikhygiene, Universitätskliniken Freiburg; 1991 Fellow, Division of Infectious Diseases, Clinical Microbiology Laboratories, San Francisco General Hospital, University of California, San Francisco, USA; 1992 Fellow, Division of Infectious Diseases, The Medical Service, San Francisco General Hospital, University of California, San Francisco, USA; 1993-1998 Oberarzt am Institut für Umweltmedizin und Krankenhaushygiene, Universitätsklinikum Freiburg; Leitender Oberarzt, Facharzt für Mikrobiologie und Infektionsepidemiologie; Habilitation im Fach „Klinische Mikrobiologie", Anerkennung als „Infektiologe" (DGI); 2006-2007 Kommissarischer Direktor des Instituts für Umweltmedizin und Krankenhaushygiene, Universitätsklinikum Freiburg; Koordinator europäischer Projekte zu Kosten der Antibiotikaresistenz („BURDEN") und zur Verbesserung im Infektionsmanagement („IMPLEMENT").

Der Begründer

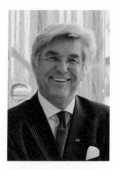

Prof. Dr. med. Franz Daschner
1940 in Regensburg geboren, Musikgymnasium in Regensburg, Studium der Medizin in München, Staatsexamen 1965, Promotion 1966, 1967 bis 1969 Universitäts-Kinderklinik München, Abteilung für antimikrobielle Therapie, 1968 amerikanisches Staatsexamen, 1969 bis 1970 Infectious Disease Fellowship am Massachusetts General Hospital, Harvard-Medical School und Cedars Sinai Medical Center, University of California, Los Angeles. 1970 bis 1976 wiederum Universitäts-Kinderklinik München. 1975 Habilitation für Pädiatrie über Harnweginfektionen bei Kindern, seit 1976 Leiter der Klinikhygiene am Universitätsklinikum Freiburg. Facharzt für Kinderheilkunde, Laboratoriumsmedizin, Hygiene und Umweltmedizin, Medizinische Mikrobiologie und Infektionsepidemiologie. Seit 1992 Direktor des Instituts für Umweltmedizin und Krankenhaushygiene der Universität Freiburg. 1998 Sonderpreis „Ökomanager des Jahres", 2000 Deutscher Umweltpreis, 2002 Bundesverdienstkreuz. 2006 emeritiert.

Inhaltsverzeichnis

1 Generika – Handelsnamen 1
Handelsnamen – Generika 4

2 Leitsätze der Antibiotikatherapie 7

3 Mikrobiologische Diagnostik
Probenentnahme, Probentransport 9

4 Zusammenarbeit mit Laborärzten
und Mikrobiologen 16

5 Der bakteriologische Notfall 20

6 Resistenz wichtiger Erreger 29

7 Häufigste Erreger – Antibiotikaauswahl 34

**8 Antibiotika, Antimykotika:
Spektrum – Dosierung – Nebenwirkungen** **38**

**9 Antibiotikatherapie der wichtigsten Infektionen
in der Praxis** **93**

10 Mindestbehandlungsdauer
von bakteriellen Infektionen 125

11 Versagen der Antibiotikatherapie 127

12 Antibiotikatherapie in der Schwangerschaft
und Stillzeit 129

13 Antibiotika bei Lebererkrankungen 131

14 Lokalantibiotika 132

15 Antibiotika- und Infektionsprophylaxe 134

16 Pflanzliche Antibiotika 152

17 Wichtige Hygienefragen aus der Praxis 157

18 Hygiene in der ärztlichen Praxis 182

19 Internetseiten 193

Sachverzeichnis 195

1 Generika – Handelsnamen

Generika	Handelsnamen (Auswahl)	Seite
Amoxicillin	Amoxypen	38
Amoxicillin/Clavulansäure	Augmentan	39
Ampicillin	Ampicillin	41
Ampicillin/Sulbactam	Unacid	42
Azithromycin	Zithromax	44
Benzathin-Penicillin G	Tardocillin 1200	45
Cefaclor	Panoral	46
Cefadroxil	Grüncef	47
Cefalexin	Cephalexin	48
Cefixim	Cephoral	49
Cefotaxim	Claforan	50
Cefpodoximproxetil	Orelox, Podomexef	51
Ceftibuten	Keimax	52
Ceftriaxon	Rocephin	53
Cefuroximaxetil	Elobact, Zinnat	55
Ciprofloxacin	Ciprobay	56
Clarithromycin	Klacid	57
Clindamycin	Sobelin	59
Cotrimoxazol (TMP/SMZ)	Eusaprim	60
Dicloxacillin	InfectoStaph	62

Generika	Handelsnamen (Auswahl)	Seite
Doxycyclin	Doxyhexal	63
Enoxacin	Enoxor	64
Erythromycin	Erythrocin, Paediathrocin	65
Ethambutol	EMB-Fatol, Myambutol	66
Flucloxacillin	Staphylex	67
Fluconazol	Diflucan, Fungata	69
Fosfomycin	Monuril 3000	70
Isoniazid (INH)	Isozid, tebesium	71
Itraconazol	Sempera	72
Levofloxacin	Tavanic	73
Linezolid	Zyvoxid	74
Loracarbef	Lorafem	75
Metronidazol	Clont, Flagyl	76
Minocyclin	Minocyclin	78
Moxifloxacin	Avalox	79
Mupirocin	Turixin	149
Nitrofurantoin	Furadantin	80
Norfloxacin	Barazan	80
Nystatin	Moronal	81
Ofloxacin	Tarivid	82
Penicillin V	Megacillin oral, Isocillin	83
Propicillin	Baycillin Mega	84
Protionamid	ektebin, Peteha	84
Pyrazinamid	Pyrafat, Pyrazinamid	85
Rifabutin	Mycobutin	86

Generika	Handelsnamen (Auswahl)	Seite
Rifampicin	Rifa, Eremfat	87
Roxithromycin	Rulid, Roxigrün	88
Streptomycin	Strepto-Fatol	89
Sultamicillin	Unacid PD oral	43
Telithromycin	Ketek	91
Tetracyclin	Tetracyclin	92

Handelsnamen – Generika

Handelsnamen (Auswahl)	Generika	Seite
Amoxypen	Amoxicillin	38
Ampicillin	Ampicillin	41
Augmentan	Amoxicillin/Clavulansäure	39
Avalox	Moxifloxacin	79
Barazan	Norfloxacin	80
Baycillin Mega	Propicillin	84
Cephoral	Cefixim	49
Ciprobay	Ciprofloxacin	56
Claforan	Cefotaxim	50
Clont	Metronidazol	76
Diflucan	Fluconazol	69
Doxyhexal	Doxycyclin	63
ektebin	Protionamid	84
Elobact	Cefuroximaxetil	55
EMB-Fatol	Ethambutol	66
Enoxor	Enoxacin	64
Eremfat	Rifampicin	87
Erythrocin	Erythromycin	65
Eusaprim	Cotrimoxazol (TMP/SMZ)	60
Flagyl	Metronidazol	76

Generika	Handelsnamen (Auswahl)	Seite
Fungata	Fluconazol	69
Furadantin	Nitrofurantoin	80
Grüncef	Cefadroxil	47
InfectoStaph	Dicloxacillin	62
Isocillin	Penicillin V	83
Isozid	Isoniazid (INH)	71
Keimax	Ceftibuten	52
Ketek	Telithromycin	91
Klacid	Clarithromycin	57
Lorafem	Loracarbef	75
Megacillin oral	Penicillin V	83
Minocyclin	Minocyclin	78
Monuril 3000	Fosfomycin	70
Moronal	Nystatin	81
Myambutol	Ethambutol	66
Mycobutin	Rifabutin	86
Orelox	Cefpodoximproxetil	51
Paediathrocin	Erythromycin	65
Panoral	Cefaclor	46
Peteha	Protionamid	84
Podomexef	Cefpodoximproxetil	51
Pyrafat	Pyrazinamid	85
Pyrazinamid	Pyrazinamid	85
Rifa	Rifampicin	87

Generika	Handelsnamen (Auswahl)	Seite
Rocephin	Ceftriaxon	53
Roxigrün	Roxithromycin	88
Rulid	Roxithromycin	88
Sempera	Itraconazol	72
Sobelin	Clindamycin	59
Staphylex	Flucloxacillin	67
Strepto-Fatol	Streptomycin	89
Tardocillin 1200	Benzathin-Penicillin G	45
Tarivid	Ofloxacin	82
Tavanic	Levofloxacin	73
tebesium	Isoniazid (INH)	71
Tetracyclin	Tetracyclin	92
Turixin	Mupirocin	149
Unacid	Ampicillin/Sulbactam	42
Unacid PD oral	Sultamicillin	43
Zinnat	Cefuroximaxetil	55
Zithromax	Azithromycin	44
Zyvoxid	Linezolid	74

2 Leitsätze der Antibiotikatherapie

- Ein Antibiotikum ist kein Antipyretikum. Fieber allein ist keine Indikation für Antibiotikagabe.
- Vor jeder Antibiotikatherapie Versuch einer Erregerisolierung.
- Wenn Antibiotikatherapie in 3–4 Tagen nicht anspricht, vor allem an Folgendes denken: Falsche Wahl der Substanz, Substanz erreicht Infektionsort nicht, falscher Erreger (Viren!, Pilze!), Abszess, Abwehrdefekt des Patienten, Drug-Fieber, Venenkatheter, Blasenkatheter, anderer Fremdkörper.
- Wenn Antibiotikatherapie unnötig, dann sofort absetzen. Je länger Antibiotika gegeben werden, umso größer ist die Gefahr der Selektion resistenter Keime, von Nebenwirkungen und Toxizität.
- Die meisten Lokalantibiotika können durch Antiseptika ersetzt werden (▶ Kap. 14).
- Bei jedem unklaren Fieber **müssen** Blutkulturen entnommen werden. Ein negatives Ergebnis ist genauso wichtig wie ein positives, dann liegt mit großer Wahrscheinlichkeit eben keine Sepsis vor. Hinweise zur Blutkulturdiagnostik ▶ Kap. 3, S. 9.
- Die Angabe „empfindlich" im Antibiogramm heißt nicht, dass die Substanz auch wirksam sein muss. Bis zu 20 % falsch-positive oder falsch-negative Ergebnisse (methodische Gründe). In vielen bakteriologischen Labors werden keine standardisierten Methoden angewendet.

- Richtige Probenentnahme und Transport (Transportmedien bei Rachenabstrichen, Wundabstrichen etc.) sind Voraussetzung für richtige Diagnostik und somit für die richtige Antibiotikatherapie (▶ Kap. 3).
- Ein mikroskopisches Präparat (Eiter, Liquor, Urin etc.) gibt oft schon 1–3 Tage vor dem endgültigen bakteriologischen Befund außerordentlich wertvolle Hinweise auf die Erregerätiologie.
- Antibiotika werden häufig zu lange gegeben. Bei den meisten Erkrankungen genügen 3–5 Tage nach Entfieberung. Antibiotika nicht zu häufig umsetzen! Auch die beste Antibiotika-Kombination erzielt Entfieberung meist erst in 2–3 Tagen.
- Bleiben Sie bei den Antibiotika, mit denen Sie gute klinische Erfahrungen gemacht haben. Die neuesten, oft teuersten Substanzen haben Vorteile meist nur bei wenigen Spezialindikationen und sind häufig gegen klassische Infektionserreger weniger wirksam (z. B. ältere Chinolone gegen Pneumokokken und Streptokokken!). Lassen Sie sich auch durch den eloquentesten Außendienstmitarbeiter und aufwändige Hochglanzprospekte nicht von Ihrer persönlichen guten klinischen oder praktischen Erfahrung mit Standard-Antibiotika (z. B. Penicillin, Cotrimoxazol, Erythromycin, Tetrazykline) abbringen.
- Vor Beginn einer Antibiotikatherapie Allergien ausschließen! Viele anamnestische sog. Penicillin-Allergien sind allerdings keine Allergien, also im Zweifelsfall unbedingt testen.
- Wechselwirkungen mit anderen, gleichzeitig verabreichten Medikamenten beachten.
- Für eine adäquate Antibiotikatherapie müssen auch die Verhältnisse am Ort der Infektion beachtet werden, z. B. saurer pH oder anaerobes Milieu (z. B. Abszesse). Aminoglykoside wirken beispielsweise nicht bei saurem pH oder unter anaeroben Bedingungen.

3 Mikrobiologische Diagnostik Probenentnahme, Probentransport

Blutkulturen

- Bei lebensbedrohlichen Infektionen und stets bei länger dauerndem unklarem Fieber. Nicht auf den Fieberanstieg warten!
  Pro BK-Diagnostik mindestens 30 ml von 2 verschiedenen Stellen abnehmen. Dabei optimales Verhältnis von Blut zu Nährmedien beachten (Herstellerangaben; meist 10±2 ml pro Flasche).
- Bei V. a. systemische und/oder lokale Infektionen (Sepsis, Meningitis, Osteomyelitis, Pneumonie, postoperative Infekte u. a.) oder Fieber unklarer Genese: 1 BK (aerob und anaerob) aus der 1. Vene, 1 BK (aerob und anaerob) aus der 2. Vene.
- Bei V. a. bakterielle Endokarditis: 3 BK (jeweils aerob und anaerob) aus 3 verschiedenen Venen (innerhalb von 3 h).
- Bei Verdacht auf Sepsis bei Neugeborenen, Frühgeborenen und Säuglingen:
  Hier genügt meist die Entnahme von je 1–5 ml Blut an 2 verschiedenen Körperstellen; wenn möglich mehr Blut entnehmen. Gleichzeitig Lumbalpunktion.

Wichtig

- Hautdesinfektion vorzugsweise mit alkohol- oder jodhaltigen Desinfektionsmitteln.
- „Sprühdesinfektion" allein genügt nicht! Die Haut muss mehrmals unter Verwendung eines sterilen Tupfers mit Desinfektionsmittel abgerieben werden.
  Einwirkungszeit des Desinfektionsmittels: mindestens 30 s.

- Bei Blutabnahme von verschiedenen Körperstellen stets Nadel wechseln.
- Verhältnis Blut zu Kulturmedium: Herstellerangaben beachten!
- Anaerobe Kulturen i. d. R. nicht belüften (Herstellerangaben beachten!).
- Vor Einstechen in Blutkulturflasche Gummistopfen mit alkohol- oder jodhaltigen Desinfektionsmitteln mindestens 30 s desinfizieren.
- Blut möglichst nie aus Venenkathetern abziehen.

Sofortiger Transport zum Labor. Gegen Abkühlung schützen (Thermobehälter). Ist der Transport nicht sofort möglich, Blutkulturflaschen bei Zimmertemperatur lagern.

Rachen-, Nasenabstrich

Mit sterilem Tupfer (mit steriler physiologischer Kochsalzlösung angefeuchtet) Abstrich von entzündeten Stellen entnehmen. Berührung mit der umgebenden Schleimhaut vermeiden. Membranen von der Unterlage abheben und Abstrich von der Unterseite entnehmen. Zur Vermeidung der Austrocknung bei längerer Transport- bzw. Lagerzeit (>4 h) Abstrichtupfer unbedingt in Transportmedium geben. Lokale Maßnahmen (Gurgeln, Mundspülung) sollten etwa 6 h vor Materialentnahme zurückliegen.

Ohr- und Augenabstrich

Gehörgangsabstrich: Den sterilen Tupfer vorher anfeuchten und unter Sicht (Otoskop) von geröteten oder sekretbedeckten Bereichen Material entnehmen.

Mittelohrsekret: Unter Sicht Abstrichmaterial vom Tubenausgang im Nasopharynx entnehmen. Wegen der geringen Übereinstimmung solcher Kulturergebnisse mit denen von

Proben aus dem entzündeten Mittelohr ist hierbei eine kritische Bewertung der Ergebnisse erforderlich.

Augenabstrich: Materialgewinnung durch einen vorher angefeuchteten sterilen Tupfer.
Alle Abstriche sollen möglichst schnell in sterilen Röhrchen zum Labor geschickt werden. Bei längerem Transport (>2 h) empfiehlt sich das Einbringen dieser Materialien in Transportmedien.
Die Untersuchungsergebnisse sind bei Augenabstrichen wegen der geringen Materialmenge oft nicht befriedigend.
Bei Suche nach Chlamydien vorherige Rücksprache mit dem Labor wegen Abnahme- und Transportbedingungen.

Sputum

Am besten geeignet ist Morgensputum, dessen Gewinnung nach sorgfältiger Mundreinigung mit Wasser erfolgen soll (keine Desinfektionsmittel verwenden).
Das Sekret (>1 ml) in sterilem Röhrchen möglichst gleich ins Labor transportieren. Wenn nötig, Lagerung bei 4 °C, jedoch nicht länger als 24 h. Ungekühlter längerer Transport verfälscht die Ergebnisse erheblich.
Bei fehlendem spontanen Auswurf Expektoration durch Kochsalz oder Mucolyticum fördern. Das Sputum sollte unbedingt Eiterflocken enthalten.

Urin

Mittelstrahlurin:

a) Frauen
Erst 2 aufeinander folgende Mittelstrahlurinproben mit mehr als 10^5 Bakterien derselben Spezies/ml zeigen mit 95 %iger Wahrscheinlichkeit eine sichere Bakteriurie an. Bei 3 aufeinander folgenden Proben mit demselben Ergebnis steigt die

Wahrscheinlichkeit auf 100 %. Eine einzige Urinprobe mit mehr als 10^5 Bakterien/ml Mittelstrahlurin gibt lediglich eine 80 %ige Sicherheit. Bei jungen Frauen und Mädchen ist schon eine Keimzahl von 10^3/ml Mittelstrahlurin in Monokultur vor allem bei klinischen Symptomen stark hinweisend auf eine Infektion.

b) Männer
Eine einzige, sauber gewonnene Urinprobe mit mehr als 10^5/ml zeigt eine sichere Infektion an.

Blasenpunktionsurin:

Jede Keimzahl gilt als pathologisch.

Katheterurin:

(Wenn möglich aus frisch gelegtem Katheter.) Keimzahlen über 10^3/ml zeigen meist eine Infektion an. Die Einsendung einer Blasenkatheterspitze ist Verschwendung von Zeit und Geld!

Uringewinnung (Mittelstrahlurin)

Wichtig
Wenn möglich, Morgenurin. Bei Patienten mit erhöhter Diurese können niedrigere Keimzahlen eine Infektion anzeigen.
Instruktionen für Patienten
- Unterwäsche ausziehen
- Händewaschen mit Seife und Wasser, Abtrocknen mit Papierhandtuch
- Frauen: Labien spreizen
  Männer: Vorhaut zurückziehen
- Mit 2 in Seife getränkten Kompressen nacheinander Glans reinigen bzw. Vulva 2-mal von vorne nach hinten reinigen. Gebrauchte Kompressen kein zweites Mal verwenden. Anschließend mit 3 Kompressen (nacheinander zu benützen)

Seife wieder abwaschen. Dann Mittelstrahlurin gewinnen. Erste 20–25 ml in die Toilette, Mittelstrahlurin in ein Auffanggefäß mit weitem Hals.
- Urin nicht von zu Hause mitbringen, sondern in der Praxis ablassen, damit sofortige Kühlung bis zum gekühlten Transport ins bakteriologische Labor möglich ist.

Wichtig

Urin muss unmittelbar nach Abnahme in das bakteriologische Labor gebracht werden; ist dies nicht möglich, muss der Urin unmittelbar nach Abnahme in einen Kühlschrank bei max. 6 °C, Keimzahlen im Urin bleiben max. 12 h bei Kühlung auf 4–6 °C konstant. Alternativ Objektträgerkulturen versenden.

Genitalsekrete

Die Harnröhrenöffnung mit Wasser und Seife reinigen, mit sterilem Tupfer abtrocknen und Urethral- oder Prostatasekret mit Abstrichtupfer aufnehmen. Zervixsekret bzw. Abstrich mit Tupfer unter Sicht (mittels eines Spekulums) entnehmen.
Abstrich in Transportmedium eingeben und gleich ins Labor transportieren.
Urethralsekret am besten morgens vor dem Wasserlassen oder mindestens 1 h nach dem Wasserlassen entnehmen. Zum Nachweis von Gonokokken unbedingt spezielles Transportmedium verwenden; bei langen Transportzeiten direkte Überimpfung des Materials auf Spezialnährböden. Nachweis von Trichomonaden gleich nach der Materialentnahme im Nativpräparat. Zum Nachweis von Mykoplasmen und Chlamydien das Material in geeignete Transportmedien einbringen und bei +4 °C nicht länger als 24 h halten.

Stuhl

Stuhl in ein sauberes Gefäß (nicht in ein Toilettenbecken) ohne Urinbeimengung absetzen. Bohnengroße Portion aus dem mittleren Teil in ein Stuhlröhrchen übertragen. Bei dünnflüssigem Stuhl genügen 0,5–1 ml. In manchen Fällen (z. B. Ruhr) besser mit befeuchtetem Abstrichtupfer proximal des Sphincter ani Material entnehmen.

Am besten ist die sofortige Stuhluntersuchung (besonders bei Verdacht auf Ruhr). Nur bei Choleraverdacht Schleimflocken in Röhrchen mit alkalischem Peptonwasser als Transportmedium einsenden. Rektalabstrich in ein Transportmedium einbringen.

Bei Verdacht auf Lamblien oder Amöben Patienten zur Stuhlgewinnung ins Labor schicken (Untersuchung von 3 aufeinander folgenden Stuhlproben).

Wunden und Abszesse

Geschlossene Prozesse: Punktion und Aspiration mit einer Spritze unter aseptischen Bedingungen (möglichst vor Inzision).

Transport ohne Verzögerung entweder in der Entnahmespritze oder Übertragung des Materials in Transportmedium (z. B. Port-A-Cul®).

Offene Wunden: Nach der Reinigung der Wundoberfläche oder Fistelöffnung Material vom Wundboden entnehmen. Eiter nach Möglichkeit mit Spritze aufsaugen.

Abstrichtupfer in Transportmedium (Port-A-Cul®), Sekret oder Eiter in sterilen Röhrchen transportieren.

Probentransport

Material möglichst rasch ins Labor bringen
- Materialentnahme vor Beginn der Antibiotikatherapie
- Ist ein sofortiger Transport ins Labor nicht möglich, dann gelten folgende Lagerungsbedingungen:
  - Raumtemperatur max. 2–3 h (empfindliche Keimarten können bei 4 °C absterben):
    - Blutkulturen
    - Aspirate/Punktate von normalerweise sterilen Körperflüssigkeiten
    - Liquor (Liquor für virologische Untersuchungen muss dagegen gekühlt transportiert werden).
    - Eiter, (Wund-)Sekrete
    - Biopsate/Gewebeproben in 0,9 % NaCl-Lsg.
    - Abstrichtupfer und Katheterspitzen in Transportmedium
  - Kühlschrank bei 4 °C max. 12–24 h:
    - Untersuchungsgut mit Begleitflora (z. B. Sputum, Bronchialsekret, Stuhl)
    - Untersuchungsgut, bei dem die Keimzahl von Bedeutung ist (z. B. Urin, BAL)
    - Serum für serologische Untersuchungen (möglichst kein Vollblut)

4 Zusammenarbeit mit Laborärzten und Mikrobiologen

Die bakteriologischen Qualitätskontroll-Ringversuche der letzten Jahre von einigen hundert von tausenden mikrobiologischen Laboratorien in Deutschland haben ergeben, dass ca. 20 % der bakteriologischen Befunde entweder mangelhaft oder zum Teil völlig falsch waren. Es ist ein Gefälle zwischen Universitätsinstituten, Laboratorien in großen Krankenhäusern und Medizinaluntersuchungsämtern einerseits und kleinen Laboratorien andererseits festzustellen. Teilweise lassen die Ergebnisse sogar auf eine echte „Hinterhof-Bakteriologie" schließen. Dabei werden beispielsweise gewöhnliche Escherichia coli mit Shigellen verwechselt, Meningokokken mit Gonokokken, sogar Pilze mit gram-positiven oder gram-negativen Bakterien, usw. Leider gibt es auch in der Labormedizin und Mikrobiologie schwarze Schafe, deren Bestreben es ist, möglichst viele mikrobiologische Untersuchungen mit möglichst vielen abrechenbaren Leistungen durchzuführen. In diesem Zusammenhang muss betont werden, dass es leider nicht wenige Diagnostik-Firmen gibt, die den Markt mit Einfachtests überschwemmen, die eine „Primitiv-Bakteriologie" fördern, so dass viele Ärzte glauben, wenn sie ihren Wochenendkurs gemacht haben oder ihre medizinisch-technische Assistentin zu einer einwöchigen Schulung geschickt haben, bakteriologische Diagnosen stellen zu können.

◘ Tabelle 4.1. Auswahlkriterien für Zusammenarbeit mit Mikrobiologen und Laborärzten

- Primär Qualität, dann Kosten!
- Möglichst kurze Transportzeiten, Abholdienst
- Schriftliche Anleitung für die Prä-Analytik (Entnahme, Verpackung und Transport)
- Samstag-, Sonntag-, Feiertagsdienst; Nachtservice bei Notfällen
- Infektiologisch-geschulter ärztlicher Ansprechpartner
- Telefonische Rückmeldung wichtiger Befunde
- Regelmäßige Teilnahme an Qualitätskontroll-Ringversuchen zur Analytik
- Interpretation der Infektionsrelevanz (z. B. Unterscheidung zwischen Kolonisierung und Infektion)
- Keine überflüssigen Antibiogramme
- Halbjährliche Analyse von Erregerspektren und Antibiogrammen
- Regelmäßige Fortbildungen (z. B. Antibiotika)

In ◘ Tabelle 4.1 sind die wichtigsten Auswahlkriterien für eine Zusammenarbeit mit Laborärzten und Mikrobiologen, die für den niedergelassenen Arzt wichtig sind, zusammengefasst. Der Autor ist selbst Arzt für Medizinische Mikrobiologie und möchte daher seine Fachkollegen keineswegs schlecht machen. Gewarnt werden muss jedoch vor „Labor-Großfabriken", die mit Dumping-Preisen den sorgfältig und natürlich nicht so preisgünstig arbeitenden Laborarzt oder Mikrobiologen in der Nähe unterbieten, indem sie teilweise bakteriologisches Untersuchungsmaterial Dutzende oder gar Hunderte von Kilometern quer durchs Land transportieren lassen, obwohl das qualitativ bessere, aber unter Umständen geringfügig teurere Labor nur wenige Kilometer entfernt ist. Durch unsachgemäßen und übermäßig langen Transport werden viele bakteriologische Befunde verfälscht.

Bitte schreiben Sie auf Ihren Untersuchungsauftrag nicht einfach z. B. *„Rachenabstrich – pathogene Keime – Antibiogramm"*, sondern formulieren Sie Ihren Untersuchungsauftrag so spezifisch wie möglich, also z. B. *„Rachenabstrich – hämolysierende Streptokokken der Gruppe A – kein Antibiogramm"*. Das gilt auch für Stuhlproben. Schreiben Sie nicht einfach: *„Stuhl – pathogene Keime – Antibiogramm"*, sondern besser z. B. *„V.a. Rotaviren, Salmonellen, Campylobacter"*, wenn es sich um einen Säugling handelt, oder z. B. *„V.a. Salmonellen, Shigellen, bzw. Campylobacter"*, wenn es sich um einen Erwachsenen handelt, bei dem Rotaviren als Durchfallerreger praktisch nie vorkommen.

Viel zu häufig werden unnötige, unsinnige und nicht standardisierte Antibiogramme erstellt, und das häufig auch noch bei Keimen, die als Erreger der vom einsendenden Arzt vermuteten Infektion niemals in Frage kommen. Es ist beispielsweise unsinnig, bei einer Pharyngitis von einem aus einem Rachenabstrich isolierten Staphylococcus aureus oder gar Staphylococcus epidermidis routinemäßig ein Antibiogramm anzufertigen, da diese Erreger nie bzw. äußerst selten Nasenracheninfektionen verursachen. Es gibt auch noch keine national oder international standardisierten Testmethoden für Anaerobier, das gleiche gilt für Pilze. Trotzdem gibt es Laboratorien, die mindestens sechs Antimykotika im Agardiffusionstest testen. Die Ergebnisse sind mit Ausnahme von 5-Fluorcytosin gegen Sprosspilze falsch, da die Hemmhofdurchmesser in keiner Weise mit der in-vitro-Empfindlichkeit der Pilze anderer Testmethoden korrelierbar sind. Seit langem arbeiten verschiedene Arbeitsgruppen an Vorschlägen für eine standardisierte Empfindlichkeitsprüfung von Hefen im Agardiffusionstest mit Fluconazol-Testblättchen. Obwohl kürzlich Fortschritte auf diesem Gebiet gemacht wurden, steht das endgültige Ergebnis noch aus.

Einige wichtige Erreger, bei denen Antibiogramme nicht unter standardisierten Bedingungen durchgeführt werden können bzw. überflüssig sind, sind in ◘ Tabelle 4.2 zusammengestellt.

◘ Tabelle 4.2. Unnötige oder unsinnige Antibiogramme

- Pneumokokken (außer Penicillin)
- Streptokokken der Gruppe A
- Vergrünende Streptokokken
- Haemophilus influenzae[1]
- Campylobacter
- Anaerobier
- Meningokokken
- Gonokokken
- Candida-Spezies (außer Fluconazol)

[1] β-Laktamasetest meist ausreichend

Aktuelle Pneumokokkenresistenz in Deutschland (PEG 2007):
- Penicillin 0,2%
- Erythromycin 14,3%
- Doxycyclin 10,6%
- Clindamycin 3,9%

5 Der bakteriologische Notfall

Bakterielle Infektionen sind relativ häufig Ursache einer Behandlung in der Arztpraxis. Glücklicherweise erfordern nur wenige dieser Infektionen wegen der Gefahr eines komplizierten oder sogar fatalen Krankheitsverlaufs eine rasche Diagnose und stationäre Weiterbehandlung in der Klinik, und nur bei einem kleinen Teil dieser bakteriologischen Notfälle ist der Beginn einer empirischen Antibiotikatherapie noch in der Praxis vor der Klinikeinweisung indiziert. Wichtige Leitsymptome für den akuten bakteriologischen Notfall in der Praxis sind in der ◘ Tabelle 5.1 wiedergegeben.

◘ **Tabelle 5.1.** Wichtige Leitsymptome für den bakteriologischen Notfall

- Hohes Fieber ($>40\,°C$)
- Hypothermie ($<36\,°C$), schlechter Allgemeinzustand + Alter
- Schüttelfrost
- Hypotonie, Tachykardie
- Tachypnoe, Dyspnoe, inspiratorischer Stridor
- ZNS Symptome: Verwirrtheit, Kopfschmerzen, Meningismus
- Rasch auftretende Hauteffloreszenzen, Petechien
- Immunsuppression, Asplenie
- Reiseanamnese, z. B. Tropen

Der Beginn einer empirischen Antibiotikatherapie vor Entnahme von Proben zur mikrobiologischen Abklärung macht

die Erregerdiagnose und damit eine gezielte Antibiotikatherapie (nach Antibiogramm) unmöglich. Dies ist vor allem
problematisch bei schwer zu behandelnden Infektionen, die
häufig eine verlängerte Therapiedauer benötigen. Hierzu zäh-
len Fremdkörperinfektionen (Gelenksprothesen), infektiöse
Endokarditis oder Abszesse. Bei schwer zu behandelnden
bakteriologischen Notfällen sollte eine rasche Klinikeinweisung erfolgen und – wenn möglich – auf den Beginn der
empirischen Antibiotikatherapie verzichtet werden, weil das
Spektrum der diagnostischen Möglichkeiten in der Klinik zumeist breiter angelegt und häufig zielführender ist. In akut
lebensbedrohlichen Situationen ist jedoch die sofortige initiale Antibiotikagabe in der Praxis indiziert. Die wichtigsten
bakteriologischen Notfälle, die vor der Klinikeinweisung
noch in der Praxis eine sofortige initiale Antibiotikagabe erfordern, sind in ◘ Tabelle 5.2 zusammengestellt. Wenn immer
möglich, vor der Applikation des Antibiotikums Blutkulturen
abnehmen und mit in die Klinik schicken.

Die Entscheidung für eine notfallmäßige Klinikeinweisung,
sofortige empirische, initiale Antibiotikagabe, oder ein ab-
wartendes Vorgehen muss sich maßgeblich auf das klinische
Urteil (Anamnese und klinische Untersuchung!) stützen. Die
Bestimmung von Infektparametern (Leukozytenzahl, C-reak-
tives Protein, Procalcitonin) ist nur von beschränkter Aussa-
gekraft. Grundsätzlich lässt sich anhand normaler oder nur
mäßig erhöhter Infektparameter eine schwere lebensbedrohliche Infektion nicht ausschließen; die Kinetik der Entzündungsreaktion in der Frühphase bei fulminant verlaufenden
Infektionen hinkt häufig dem klinischen Bild hinterher. Bei klinischem Verdacht auf eine der in Tab. 5.2 genannten lebensbedrohlichen Infektionen/Syndrome dürfen nur geringfügig
erhöhte Infektparameter nicht als Argument gegen die Ver-
dachtsdiagnose verwendet werden. Auf der anderen Seite
sind stark erhöhte Infektparameter als mögliche Warnzeichen
für eine schwere Infektion stets ernst zunehmen. Entspre-

■ **Tabelle 5.2.** Wichtige akute bakteriologische Notfälle in der Praxis, die eine rasche initiale Antibiotikagabe (noch vor Klinikeinweisung) erfordern

Infektion / Syndrom	Leitsymptome	Empirische initiale Antibiotikagabe in der Praxis
Akute bakterielle Meningitis	Fieber, Kopfschmerzen, Meningismus und Bewusstseinstrübung (mind. 2 Symptome bei 95 % vorhanden). Abgeschwächter/fehlender Meningismus bei erhöhtem Alter, Immunsuppression und Koma	Ceftriaxon 2 g i. v. oder Cefotaxim 3 g i. v. (insbesondere bei langem Transportweg in die Klinik)
Invasive Meningokokkeninfektion	Initial unspezifische grippale Symptome, oft starke Muskelschmerzen (Waden, Rücken/Nacken), hohes Fieber, Rachenschmerzen; dann fulminanter Verlauf mit Verschlechterung des Allgemeinzustandes. Cave: Rasch auftretende Hauteffloreszenzen mit Petechien.	Ceftriaxon 2 g i. v. oder Cefotaxim 3 g i. v. . (Umgebungsprophylaxe!)

Infektion / Syndrom	Leitsymptome	Empirische initiale Antibiotika-gabe in der Praxis
Fieber bei Asplenie	Rascher Verlauf mit Multiorgan-versagen. Infektfokus nur in 50 % bekannt (meist Pneumonie). Initial nur unspezifische Symptome (z. B. grippaler Infekt). Gastroin-testinale Symptome können Aus-druck einer beginnenden Sepsis sein	Ceftriaxon 2 g i. v. oder Amoxicillin 2 g i. v.
Sepsis	Warnzeichen: Fieber, Tachykardie, Tachypnoe, Hypotonie, Verwirrt-heit. Fokus meist in Lunge, Abdo-men, obere Harnwege oder Haut.	Bei septisch-toxischem Schock (ambulant erworben, ohne nachgewiesenen Herd) Ceftriaxon 2 g i. v. oder Piperacillin/Tazobactam 4,5 g i. v.

chend kann bei stark erhöhten Infektparametern auch bei wenig ausgeprägter Klinik eine Krankenhauseinweisung gerechtfertigt sein.

Bakterielle Meningitis

Die häufigsten Erreger der bakteriellen Meningitis sind Meningokokken, Pneumokokken und Haemophilus influenzae (wegen Impfung selten geworden). Bei jedem unklaren Fieber auch an Meningitis denken, vor allem bei Bewusstseinstrübung. Bei Meningitis-Verdacht sofort lumbal punktieren, noch besser den Patienten sofort in die nächstgelegene Klinik einweisen. Geht es dem Patienten schlecht oder hat er rasch auftretende Hautefforeszenzen mit Petechien (V. a. Meningokokkeninfektion!), ist die beste Lösung: Sofort lumbal punktieren (aber nur, wenn ohne Schwierigkeiten möglich), anschließend sofort 2 g Ceftriaxon oder 3 g Cefotaxim innerhalb von 5–10 min intravenös applizieren, dann sofort Klinikeinweisung, Liquor mit in die Klinik schicken. Wenn der Transport länger als max. $1/2$ Stunde dauert, muss auf jeden Fall vor dem Transport das Antibiotikum (Ceftriaxon oder Cefotaxim) intravenös verabreicht werden (bei Säuglingen und Kleinkindern 50 mg/kg Körpergewicht). Bei geringer Übung kann auf die Lumbalpunktion verzichtet werden, da Ceftriaxon bzw. Cefotaxim praktisch alle wichtigen Meningitiserreger (nicht Listerien!) erfasst. Auf die Lumbalpunktion und die initiale Antibiotikagabe kann verzichtet werden, wenn der Patient nicht lebensbedrohlich erkrankt ist und die Transportzeiten kurz sind (weniger als $1/2$ Stunde).

Invasive Meningokokkeninfektion

Eintrittspforte Respirationstrakt, meist begleitet von Meningitis, Arthritis oder Endokarditis (selten). Schwerste Form: Waterhouse-Friderichsen-Syndrom (häufiger bei Kindern). Wegen des fulminanten Verlaufes ist hier ein möglichst früher

Behandlungsbeginn entscheidend. Initiale Antibiotikagabe wie bei Meningitis. Wenn immer möglich, vor der Gabe des Antibiotikums Blutkulturen abnehmen und mit in die Klinik schicken.

Fieber bei Asplenie

Bei fehlender oder nicht funktionierender Milz (Asplenie) erhöhtes Risiko für schwere und lebensbedrohliche Infektionen. Fieber ist bei diesen Patienten immer ein Warnzeichen. Häufigste Erreger sind Pneumokokken, Meningokokken, und Haemophilus influenzae. Erhöhtes Risiko insbesondere bei Kindern. Auch hier bereits bei ersten Symptomen großzügige Indikationsstellung zur sofortigen initialen Antibiotikagabe (wie bei Meningitis). Wenn möglich, vor der Gabe des Antibiotikums Blutkulturen abnehmen und mit in die Klinik schicken. Anmerkung: Patienten mit Asplenie sind oft nicht hinreichend informiert über ihr lebenslang erhöhtes Infektionsrisiko. Im Auftrag der Deutschen Gesellschaft für Infektiologie (DGI) und fünf weiterer medizinischer Fachgesellschaften hat das Zentrum für chronische Immundefizienz (CCI) und das Zentrum für Infektiologie und Reisemedizin der Universitätsklinik Freiburg einen Notfallpass „Asplenie" für den deutschen Sprachraum entwickelt. Dieser kann kostenlos über Asplenie-Net (asplenie-net.de) bestellt werden. Neben wichtigen persönlichen Informationen enthält der Pass auch eine Impftabelle und aktuelle Empfehlungen zur Impfprävention und Notfalltherapie für Patienten mit Asplenie.

Sepsis

Bei Fieber ($>38\,^{\circ}$C) oder Hypothermie ($<36\,^{\circ}$C) und gleichzeitig rascher Verschlechterung des Allgemeinzustands, erhöhter Herzfrequenz (>90/min) oder Atemfrequenz (>20/min) oder Hypotonie muss an die Möglichkeit einer Sepsis gedacht werden. Bei der Sepsis handelt es sich um eine syste-

mische Entzündungsreaktion im Rahmen einer Infektion mit
Ausschwemmung von Bakterien oder toxischen Bakterien-
bestandteilen in die Blutbahn. Letzteres ist auch verantwort-
lich für den «echten» Schüttelfrost. Ausgangsherde häufig
pulmonal (Pneumonie, Pleuraempyem), abdominal (Cholezystitis, Cholangitis, Peritonitis oder Abszess mit/ohne Darm-
perforation), urogenital (Pyelonephritis) oder dermal (Zellulitis;
bei nekrotisierender Fasziitis zuerst massive Schmerzen bei
klinisch wenig auffälligen Haut- und Weichteilen, gefolgt
von fulminantem Verlauf mit Sepsis und Multiorganversagen).
Zerebrale Störungen, wie Verwirrtheit oder Eintrübung, und
Atemnot weisen bei Sepsis auf ein beginnendes Multiorganversagen hin. Sofortige initiale Antibiotikagabe und Klinikeinweisung sind notwendig. Auch hier, wenn möglich, vor
der Applikation des Antibiotikums Blutkulturen abnehmen
und mit in die Klinik schicken. (Spezielle Antibiose nach Infek-
tionsherd s. Antibiotika am Krankenbett, 15. Auflage, Seite
183 ff.).

Weitere bakteriologische Notfälle

Weitere wichtige bakteriologische Notfälle in der Praxis sind
die **Arthritis** (s. Seite 93), die ambulant-erworbene **Pneumonie** (s. Seite 114) und die **Pyelonephritis** (s. Seite 116),
deren Indikationen zur Klinikeinweisung sich nach dem klinischen Schweregrad richten oder der weiteren Abklärung
dienen. Eine ambulante Therapie sollte hier nur bei niedrigem
Risiko durchgeführt werden.

Sonderfälle bei Erwachsenen:

Arthritis nach Punktion

In Deutschland werden immer noch zu häufig intraartikuläre
Kortison-Injektionen durchgeführt. Dabei kommt es nicht
selten zu akuten Gelenkinfektionen (oft Medizinschadensfälle,

deren Ursache Hygienefehler sind, wie z. B. unzureichende Hautdesinfektion). Bei akuter Arthritis nach Gelenkpunktion erst behandelnden Arzt verständigen, weitere Punktionen vermeiden, sofortige Klinikeinweisung. Erst in der Klinik Abklärung (z. B. mittels Gelenkpunktion) und intravenöse Antibiotikatherapie.

Fieber unklarer Genese über mehrere Wochen

Fieber unklarer Genese, das über mehrere Wochen bestehen bleibt, ist fast immer ein bakteriologischer Notfall (z. B. V. a. Endokarditis). Die Ursache muss unbedingt, am besten stationär, abgeklärt werden. Die Letalität bei Fieber unklarer Genese ist hoch. Die meisten Krankheitsverläufe ziehen sich über Wochen oder teilweise sogar Monate hin, weil die erstbehandelnden Ärzte viel zu selten Blutkulturen abnehmen und zu selten versuchen, mit diagnostischen Mitteln die Fieberursache aufzuklären (Hinweise zur Blutkulturdiagnostik ► Kap. 3, S. 9)

Die faulig riechende Infektion

Fauliger Geruch deutet immer auf Anaerobier-Primär- oder Mischinfektion hin. Ein faulig-süßlicher Geruch und bläulich-grünlicher Eiter weisen auf eine Pseudomonas-Infektion hin. Mittel der ersten Wahl bei Anaerobier-Infektionen in der Praxis sind Metronidazol und Clindamycin, bei Pseudomonas-Infektion Ciprofloxacin.

Sonderfälle aus der pädiatrischen Praxis

Omphalitis bei Neugeborenen

Die häufigsten Erreger sind Staphylococcus aureus, seltener gram-negative Keime, z. B. Escherichia coli. Den Nabel spreizen und zirkulär leicht auf die Gegend um den Nabel drücken, da sich manchmal in der Tiefe Abszesse bilden. Unbedingt tiefen Nabelabstrich machen. Bei Fieber Blutkulturen vor intravenöser Antibiotikagabe (orale Antbiotikatherapie meist nicht ausreichend). Am besten Klinikeinweisung.

Septische Temperaturen und Fieber unklarer Genese von mehr als 48 h bei Neugeborenen, Säuglingen und Kleinkindern

Häufigste Ursachen sind Harnwegsinfektionen, Otitis media, Sepsis, Salmonellen-Gastroenteritis und Osteomyelitis. Die häufigsten Erreger sind Pneumokokken, Staphylokokken, Haemophilus influenzae, bei Harnwegsinfektionen gramnegative Darmkeime, meist Escherichia coli. Fieber unklarer Genese bei Neugeborenen, Säuglingen und Kleinkindern niemals auf die leichte Schulter nehmen, sondern unbedingt diagnostisch abklären, z. B. mittels Blutkulturen, Urinuntersuchung, Untersuchung des Trommelfells, ggf. Röntgenbild des Thorax, Lumbalpunktion. Bei Dyspnoe, Blässe, Erbrechen oder Nahrungsverweigerung nicht nur an Pneumonie, sondern auch an Sepsis und Meningitis denken. Die häufigste Ursache von Fieber bei Säuglingen unter 3 Monaten sind im Übrigen Virusinfektionen.

Inspiratorischer Stridor

Häufigste bakterielle Usache bei Kleinkindern ist die Epiglottitis, hervorgerufen durch eine Haemophilus influenzae Typ B-Infektion. Keine bakteriologische Diagnostik versuchen, sondern sofort 50 mg/kg Körpergewicht Ceftriaxon oder Cefotaxim i. v. oder i. m. verabreichen und sofort in die Klinik einweisen. Intubation vordringlich.

6 Resistenz wichtiger Erreger

◨ Tabelle 6.1 gibt nur In-vitro-Empfindlichkeiten bzw. Resistenzen an (+ = empfindlich, ± = intermediär, 0 = resistent). In-vitro-Empfindlichkeit bedeutet nicht automatisch auch In-vivo-Wirksamkeit. Die in vivo, also beim Patienten wirksamen Antibiotika sind im nächsten Kapitel zusammengestellt.

◨ Tabelle 6.2 gibt die aktuellen Resistenzen aus dem Jahr 2009 an. Die Daten stammen aus dem Projekt ARS (Antibiotika Resistenz Surveillance), das am Robert Koch-Institut angesiedelt ist.

▫ **Tabelle 6.1.** Resistenz wichtiger Erreger

	Acinetobacter	Aeromonas	Actinomyces	Bacteroides fragilis	Burkholderia cepacia	Chlamydien	Citrobacter	Clostridien	Corynebacterium jeikeium	Enterobacter	Enterococcus faecalis	Enterococcus faecium
Amoxicillin, Ampicillin	0	0	+	0	0	0	±	+	0	0	+	0
Amoxicillin/Clavulansäure	0	+	+	+	0	0	0	+	0	0	+	0
Ampicillin/Sulbactam	+	+	+	+	0	0	0	+	0	0	+	0
Azithromycin	0	0	+	0	0	+	0	+	0	0	0	0
Cefaclor	0	±	0	0	0	0	±	+	0	0	0	0
Cefadroxil	0	±	0	0	0	0	0	+	0	0	0	0
Cefalexin	0	±	0	0	0	0	0	+	0	0	0	0
Cefixim	0	+	0	0	0	0	+	0	0	±	0	0
Cefpodoximproxetil	0	+	0	0	0	0	+	+	0	0	0	0
Ceftibuten	0	+	0	0	+	0	+	+	0	±	0	0
Cefurox imaxetil	0	+	0	0	0	0	±	+	0	0	0	0
Chloramphenicol	0	+	+	+	+	+	0	+	0	0	0	0
Ciprofloxacin	+	+	0	0	0	±	+	±	+	+	±	0
Clarithromycin	0	0	+	0	0	+	0	+	0	0	±	±
Clindamycin	0	0	+	+	0	+	0	0	0	0	0	0
Cotrimoxazol	0	+	+	0	+	±	0	+	0	0	±	0
Doxycyclin	0	+	+	±	0	+	0	+	0	0	0	0
Erythromycin	0	0	+	0	0	+	±	±	0	0	0	0
Flucloxacillin	0	0	0	0	0	0	0	0	0	0	0	0
Levofloxacin	+	+	+	+	±	+	+	±	+	+	+	0
Linezolid	0	0	0	±	0	0	0	+	+	0	+	+
Loracarbef	0	±	0	0	0	0	±	0	0	0	0	0
Metronidazol	0	0	±	+	0	0	0	+	0	0	0	0
Moxifloxacin	+	+	0	+	0	+	+	±	+	+	±	0
Nitrofurantoin	0	+	0	0	0	0	+	0	0	±	±	0
Norfloxacin	0	+	0	0	0	0	+	0	0	0	+	0
Ofloxacin	±	+	±	0	0	+	+	±	+	+	±	0
Penicillin	0	0	+	0	0	0	0	+	0	0	0	0
Roxithromycin	0	0	+	0	0	+	0	+	0	0	±	±
Telithromycin	0	0	+	±	0	+	0	+	0	0	±	±

Tabelle 6.1 (Fortsetzung)

Escherichia coli	Haemophilus influenzae	Klebsiellen	Legionellen	Listeria monocytogenes	Moraxella catarrhalis	Mycoplasma pneumoniae	Proteus mirabilis	Proteus vulgaris	Providencia	Pseudomonas aeruginosa	Salmonellen	Serratia	Shigellen	Staphylococcus aureus (MSSA)	Staphylococcus aureus (MRSA)	Staphylococcus epidermidis	Stenotrophomonas maltophilia	Streptococcus A, B, C, G	Streptococcus pneumoniae	Streptococcus viridans	Yersinia enterocolitica
+	±	0	0	0	±	0	+	0	0	0	+	0	+	±	0	+	0	+	+	+	0
+	+	+	0	+	+	0	+	±	+	0	+	0	+	+	0	+	0	+	+	+	±
+	+	+	0	+	+	0	+	±	+	0	+	0	+	+	0	+	0	+	+	+	±
0	+	0	+	+	+	+	0	0	0	0	0	0	0	+	0	±	0	+	+	+	±
+	±	+	0	0	+	0	+	0	0	0	0	0	0	+	0	±	0	+	+	+	0
+	0	+	0	0	+	0	+	0	0	0	0	0	0	+	0	±	0	+	+	+	0
+	0	+	0	0	0	0	0	0	0	0	0	0	0	+	0	±	0	+	+	+	0
+	+	+	0	0	+	0	+	0	+	0	±	0	+	0	0	0	0	+	+	+	+
+	+	+	0	0	+	0	+	±	+	0	+	0	+	+	0	+	0	+	+	+	+
+	+	+	0	0	+	0	+	±	+	0	+	±	0	0	0	0	0	+	±	0	+
+	+	+	0	0	+	0	+	0	+	0	+	±	0	+	0	±	0	+	+	+	±
+	+	±	0	±	+	±	+	±	±	0	+	0	+	±	0	0	+	+	+	+	+
+	+	+	+	±	+	±	+	+	+	+	+	+	+	+	0	+	±	±	±	±	+
0	+	0	+	0	0	0	0	0	0	0	0	0	+	0	+	0	+	0	+	+	0
0	0	0	0	±	0	0	0	0	0	0	0	0	0	+	0	0	0	+	+	+	0
+	+	0	+	+	+	0	+	0	+	0	+	±	0	+	0	±	+	+	+	0	+
±	+	±	0	+	+	+	0	0	0	0	0	±	0	±	±	0	0	0	+	+	+
0	±	0	+	+	+	+	0	0	0	0	0	0	±	0	±	0	±	0	+	+	+
0	0	0	0	0	0	0	0	0	0	0	0	0	0	+	0	+	0	+	+	+	0
+	+	+	±	+	+	+	+	+	+	+	+	+	+	0	+	±	+	+	±	+	+
0	±	0	+	±	±	+	0	0	0	0	0	0	0	+	+	+	0	+	+	+	0
+	+	+	0	0	+	0	+	0	0	0	0	0	0	+	+	+	0	+	+	+	0
0	0	0	0	0	0	0	0	0	0	0	0	0	0	0	0	0	0	0	0	0	0
+	+	+	+	+	+	+	+	+	+	0	+	±	+	+	+	0	+	+	+	+	+
+	+	±	0	0	0	0	0	0	0	0	+	0	0	0	+	0	0	+	+	+	0
+	+	+	+	0	+	0	+	+	+	±	+	+	+	±	0	±	0	0	0	0	+
+	+	±	+	+	±	+	+	+	+	+	±	+	+	+	+	0	+	±	±	±	±
+	±	0	0	+	0	0	+	0	0	0	±	0	0	0	0	0	0	+	+	+	0
0	+	0	+	+	+	+	0	0	0	0	0	0	0	+	0	+	0	+	+	+	0
0	+	0	+	+	+	+	0	0	0	0	0	0	0	+	0	0	0	+	+	+	0

▣ Tabelle 7.2. Resistente Erreger (%), Zeitraum 2009, aus ARS (Antibiotika Resistenz Surveillance), getestet nach CLSI, https://ars.rki.de/

	Acinetobacter baumannii	Citrobacter freundii	Enterobacter cloacae	Enterococcus faecalis	Enterococcus faecium	Escherichia coli	Klebsiella oxytoca	Klebsiella pneumoniae	Morganella morganii	Proteus mirabilis	Pseudomonas aeruginosa	Serratia marcescens	Staphylococcus aureus	Staphylokokken, koagulasenegativ	Streptococcus pneumoniae	Stenotrophomonas maltophilia
Penicilline																
Amoxicillin						49	100	100		30						
Amoxicillin/Clavulansäure						25	26	20		6						
Ampicillin				1	85	51	100	100		31						0
Ampicillin/Sulbactam	22					23	26	20		6						
Oxacillin													22	56		
Penicillin													86	83	1	
Piperacillin	36	25	25			32	29	32	12	9	12	4				
Piperacillin/Tazobactam	9	17	20			9	21	14	9	2	12	2				
Cephalosporine																
Cefazolin						13	26	16		5						
Cefepim		8	5			8	6	11	3	1	6	0				
Cefotaxim		18	23			7	10	12	9	2		2			0	
Ceftazidim	13	22	23			7	10	12	9	1	8	1				45
Cefuroxim						10	22	14		3						
Carbapeneme																
Ertapenem		0	0			0	0	0	0	0		0				
Imipenem	3	0	0			0	0	0	0	0	9	0				
Meropenem	4	0	0			0	0	0	0	0	7	0				
Chinolone																
Ciprofloxacin	21	11	8			22	12	14	7	14	18	10	32	39		
Levofloxacin	15	11	7	33	80	22	12	13	6	13	25	10	31	34	1	
Moxifloxacin				33	82								27	31	0	15

Tabelle 7.2 (Fortsetzung)

	Acinetobacter baumannii	Citrobacter freundii	Enterobacter cloacae	Enterococcus faecalis	Enterococcus faecium	Escherichia coli	Klebsiella oxytoca	Klebsiella pneumoniae	Morganella morganii	Proteus mirabilis	Pseudomonas aeruginosa	Serratia marcescens	Staphylococcus aureus	Staphylokokken, koagulasenegativ	Streptococcus pneumoniae	Stenotrophomonas maltophilia
Aminoglykoside																
Amikacin	28	0	0			1	1	1	1	0	3	0				
Gentamicin	7	4	3			7	1	7	9	7	7	2	2	26		
Gentamicin (high level)				37	43											
Tobramycin	3	2	2			4	0	5	1	1	5	1				
Makrolide																
Erythromycin													30	61	13	
Tetracycline																
Doxycyclin						35	11	18		100			4	19	13	
Tetracyclin						37	14	18		100			4	23	39	
Glykopeptide																
Teicoplanin				0	2								0	0		
Vancomycin				0	8								0	0	0	
Sonstige																
Aztreonam											13					
Clindamycin													30	53	7	
Colistin											4					15
Cotrimoxazol	13	14	13			31	12	17	21	36		7	1	22	15	3
Fosfomycin													1	42		
Fusidinsäure													1	16		
Linezolid				1	1								0	0		
Rifampicin													1	4		
Streptomycin (high level)				42	79											
Tigecyclin						4										

7 Häufigste Erreger – Antibiotikaauswahl

◘ **Tabelle 7.1.** Häufigste Erreger – Antibiotikaauswahl

Erreger	1. Wahl[1]
Actinomyces israelii	Penicillin, Ampicillin
Aeromonas hydrophila	Chinolone
Bacteroides fragilis	Metronidazol
Bartonellen	Makrolide, Chinolone
Bordetella-Spezies	Makrolide
Borrelia burgdorferi	Penicillin, Doxycyclin, Ceftriaxon, Amoxicillin
Campylobacter-Spezies	Makrolide
Chlamydien	Tetracycline
Clostridium-Spezies	Penicillin
Corynebacterium diphtheriae	Penicillin+Antitoxingabe
Coxiella burnetii	Doxycyclin
Enterococcus faecalis	Ampicillin, Amoxicillin
Escherichia coli	Oralcephalosporine (2./3. Gen.)
Gardnerella vaginalis	Metronidazol
Gonokokken	Oralcephalosporine (2./3. Gen.)

[1] Bis Antibiogramm vorliegt

Alternativen

Doxycyclin, Ceftriaxon

Cotrimoxazol

Ampicillin/Sulbactam,
Amoxicillin/Clavulansäure

Doxycyclin

Cotrimoxazol

Cefuroximaxetil, Cefpodoximproxetil, Makrolide

Tetrazykline, Chinolone

Makrolide, Levofloxacin, Moxifloxacin

Tetrazykline, Clindamycin

Makrolide, Clindamycin

Chinolone, Erythromycin

Cotrimoxazol

Oralcephalosporine (2./3. Gen.)
Chinolone

Clindamycin

Chinolone, Spectinomycin

Tabelle 7.1 (Fortsetzung)

Erreger	1. Wahl[1]
Haemophilus influenzae	Ampicillin/Sulbactam, Amoxicillin/Clavulansäure
Helicobacter pylori[2]	Amoxicillin, Clarithromycin
Kingella kingae	Penicillin, Ampicillin
Legionella pneumophila	Makrolide
Moraxella catarrhalis	Ampicillin/Sulbactam, Amoxicillin/Clavulansäure
Mycoplasma pneumoniae	Makrolide
Pasteurella multocida	Penicillin, Oralcephalosporine
Peptostreptokokken	Penicillin
Pneumokokken	Penicillin
Propionibakterien	Penicillin
Proteus mirabilis	Ampicillin
Proteus vulgaris	Oralcephalosporine (3. Gen.)
Rickettsien	Tetracycline
Salmonella enteritidis	keine Antibiotikatherapie
Shigellen	Chinolone
Staphylokokken (MSSA)[3]	Flucloxacillin
Streptokokken (aerob und anaerob)	Penicillin
Treponema pallidum	Penicillin
Ureaplasma	Tetracycline
Yersinia enterocolitica	Cotrimoxazol

[2] Kombinationstherapie
[3] Methicillin-(= Oxacillin-)empfindlich

Alternativen

Oralcephalosporine, Cotrimoxazol, Makrolide

Metronidazol, Levofloxacin

Oralcephalosporine, Aminoglykoside

Chinolone

Makrolide, Chinolone, Oralcephalosporine (2./3. Gen.)

Tetrazykline, Levofloxacin, Moxifloxacin

Tetrazykline, Cotrimoxazol

Clindamycin, Metronidazol

Makrolide, Oralcephalosporine

Tetrazykline, Clindamycin

Oralcephalosporine, Cotrimoxazol

Chinolone

Chinolone

–

Cotrimoxazol

Oralcephalosporine (1./2. Gen.)

Oralcephalosporine, Makrolide

Doxycyclin, Ceftriaxon

Makrolide

Chinolone

8 Antibiotika, Antimykotika: Spektrum – Dosierung – Nebenwirkungen

Amoxicillin	Amoxypen®

Spektrum:
Grampositive (nicht S. aureus) und gramnegative Keime (H. influenzae ca. 10 % Resistenz)

Dosierungen:

- Erwachsene, Kinder >12 Jahre — 1,5–3 g (max. 4–6 g)/Tag in 3–4 Dosen
- Kinder <12 Jahre — 40–50(–100) mg/kg/Tag verteilt auf 3–4 Dosen

Bei Niereninsuffizienz (Erwachsene) — Bei GFR* <30 ml/min Reduktion auf $2/3$ der Normdosis; bei GFR* <20 ml/min auf $1/3$ der Normdosis

Bei Niereninsuffizienz (Kinder)

GFR*	Dosis (% der Normaldosis)
40	100
20	60 (2 Einzeldosen)
10	30 (2 Einzeldosen)
Anurie	15 (1 Einzeldosis) bzw. 30 n. HD

Nebenwirkungen:
Gastrointestinale Symptome, Durchfall, Exanthem (durchschnittlich 8 %, speziell bei Patienten mit infektiöser Mononukleose und anderen Viruserkrankungen, lymph. Leukämie), Fieber, selten Transaminasenerhöhung, interstitielle Nephritis

---

* Berechnung der GFR nach Cockroft-Gault s. Umschlaginnenseite

Kontraindikationen:

Penicillinallergie, infektiöse Mononukleose und chronische lymphatische Leukämie (in >50 % Exantheme)

Bemerkungen:

2- bis 3fach besser resorbiert als Ampicillin

Amoxicillin/ Clavulansäure	Augmentan®

Spektrum:

Grampositive (nicht E. faecium), gramnegative Bakterien, besonders H. influenzae, β-Laktamasebildner, Anaerobier

Dosierungen:

- Erwachsene und Kinder >12 Jahre
  3 × 625–1250 mg bzw. 2 × 1000 mg p.o.
  3 × 1,2–2,2 g i.v.

- Kinder (>1. Lebensjahr)
  37,5–50 mg/kg/Tag p.o. verteilt auf 3 Dosen
  80 mg/kg/Tag p.o. verteilt auf 2 Dosen bei Otitis media
  60–96 mg/kg/Tag i.v. verteilt auf 3 Dosen

- Säuglinge (>3. Lebensmonat)
  60–96 mg/kg/Tag i.v. verteilt auf 3 Dosen
  30–50 mg/kg/Tag p.o. verteilt auf 3 Dosen

- Säuglinge (<3. Lebensmonat)
  88 mg/kg/Tag i.v. verteilt auf 2 Dosen

Bei Niereninsuffizienz (Erwachsene, p.o.-Dosierungen)	GFR*	Max. Dos. (g)	DI (h)
	10–30	0,625	12
	< 10	0,625	24

Bei Niereninsuffizienz (Kinder)	GFR*	Dosis (% der Normaldosis)
	40	100
	20	25 (2 Einzeldosen)
	10	25 (2 Einzeldosen)
	Anurie	15 (1 Einzeldosis) bzw. 30 n. HD

Nebenwirkungen:

Gastrointestinale Symptome, Durchfall, Exanthem (durchschnittlich 1–2 %, speziell bei Patienten mit infektiöser Mononukleose und anderen Viruserkrankungen, lymph. Leukämie), Fieber, selten Transaminasenerhöhung, interstitielle Nephritis; häufig pos. Coombs-Test, Hepatitis/cholestatische Gelbsucht (selten)

Kontraindikationen:

Penicillinallergie, infektiöse Mononukleose und lymphatische Leukämie (Exanthembildung), schwere Leberfunktionsstörung, Schwangerschaft (sorgfältige Nutzen-Risiko-Abwägung)

Bemerkungen:

Obwohl in vitro wirksam gegen S. aureus, bei S.-aureus-Infektionen Präparate mit direkter Staphylokokkenwirksamkeit, also nicht über den Umweg der β-Laktamasehemmung, z.B. orale Cephalosporine, einsetzen!

---

* Berechnung der GFR nach Cockroft-Gault s. Umschlaginnenseite

Ampicillin	**Ampicillin®**

Spektrum:
Wie Amoxicillin; Mittel der Wahl bei Listerien

Dosierungen:

• Erwachsene und Kinder >6 Jahre	3–4 × (0,5–)1 g p.o. 1,5–6(–15) g/Tag i.v. in 2–4 Dosen
• Kinder (>1. Lebensjahr)	50–100 mg/kg/Tag p.o. verteilt auf 2–4 Dosen 100–400 mg/kg/Tag i.v. verteilt auf 2–4 Dosen
• Neugeborene (<1 Lebenswoche)	25–50 mg/kg/Tag p.o. verteilt auf 2–4 Dosen (bei Körpergewicht unter 1200 g: 25–50 mg/kg/Tag verteilt auf 2–4 Dosen) 50 mg/kg/Tag i.m., i.v. verteilt auf 2–4 Dosen bei Meningitis 150 mg/kg/Tag i.v. verteilt auf 3 Dosen
• Neugeborene (>1 Lebenswoche)	25–50 mg/kg/Tag p.o. verteilt auf 3–4 Dosen (bei Körpergewicht unter 1200 g: 25–50 mg/kg/Tag verteilt auf 2 Dosen) 100 mg/kg/Tag i.m., i.v. verteilt auf 3 Dosen bei Meningitis 200–400 mg/kg/Tag i.v. verteilt auf 4 Dosen
Bei Niereninsuffizienz (Erwachsene)	Bei GFR* <30 ml/min Reduktion auf $^2/_3$ der Normdosis; bei GFR* <20 ml/min auf $^1/_3$ der Normdosis

---

* Berechnung der GFR nach Cockroft-Gault s. Umschlaginnenseite

Bei Niereninsuffizienz (Kinder)	GFR*	Dosis (% der Normaldosis)
	40	100
	20	50 (3 Einzeldosen)
	10	25 (3 Einzeldosen)
	Anurie	15 (1–2 Einzeldosen) bzw. 30 n. HD

Nebenwirkungen:

Gastrointestinale Symptome, Durchfall, Exanthem (durchschnittlich 8 %, speziell bei Patienten mit infektiöser Mononukleose und anderen Viruserkrankungen, lymph. Leukämie), Fieber, selten Transaminasenerhöhung, interstitielle Nephritis

Kontraindikationen:

Penicillinallergie, infektiöse Mononukleose und chronische lymphatische Leukämie (in >50 % Exantheme)

Ampicillin/ Sulbactam	Unacid®

Spektrum:

Grampositive, gramnegative Bakterien, besonders H. influenzae und Acinetobacter, β-Laktamasebildner, Anaerobier

Dosierungen:

- Erwachsene — $3–4 \times 0,75–3$ g i. v., i. m.
- Kinder ab 2. Lebenswoche — 150 mg/kg/Tag i. v. verteilt auf 3–4 Dosen
- Frühgeborene und Neugeborene in der 1. Lebenswoche — 75 mg/kg/die i. v. verteilt auf 2 Dosen

---

* Berechnung der GFR nach Cockroft-Gault s. Umschlaginnenseite

Bei Niereninsuffizienz (Erwachsene)	GFR*	Max. Dos. (g)	DI (h)
	120	3	6–8
	45	3	6–8
	18	3	12
	8	3	24
	2	3	48

Bei Niereninsuffizienz (Kinder)	GFR*	Dosis (% der Normaldosis)
	40	75 (3 Einzeldosen)
	20	50 (2 Einzeldosen)
	10	30 (2 Einzeldosen)
	Anurie	10 (1 Einzeldosis)

Nebenwirkungen:

Gastrointestinale Symptome, Durchfall, Exanthem (durchschnittlich 8 %, speziell bei Patienten mit infektiöser Mononukleose und anderen Viruserkrankungen, lymph. Leukämie), Fieber, selten Transaminasenerhöhung, interstitielle Nephritis

Kontraindikationen:

Penicillinallergie, infektiöse Mononukleose und lymphatische Leukämie (Exanthembildung), Schwangerschaft (sorgfältige Nutzen-Risiko-Abwägung)

Bemerkungen:

Das orale Mittel ist als Sultamicillin (Unacid PD®) im Handel
Dosierungen:

- Erwachsene und Jugendliche 2×375–750 mg p.o.

- Kinder >1 Jahr und <30 kg   50 mg/kg/Tag verteilt auf 2 Dosen

---

* Berechnung der GFR nach Cockroft-Gault s. Umschlaginnenseite

Bei Niereninsuffizienz	GFR*	Dos. (g)	DI (h)
	> 15	0,375–0,75	12
	5–14	0,375–0,75	24
	< 5	0,375–0,75	48

Azithromycin   Zithromax®

Spektrum:
Staphylokokken, Streptokokken, Pneumokokken, Corynebacterium diphtheriae, Mykoplasmen, B. pertussis, Legionellen, Chlamydien, H. influenzae, Moraxella catarrhalis, Gonokokken, Borrelia burgdorferi, Campylobacter, relativ häufig
resistente Staphylokokken, besonders wirksam gegen gramneg. Keime

Dosierungen:
• Erwachsene	1 × 500 mg p.o., 3 Tage lang. Die Gesamtdosis von 1,5 g (Kinder 30 mg/kg) kann auch über 5 Tage gegeben werden Bei ambulant erworbener Pneumonie und unkomplizierter aszendierender Adnexitis: 1 × 500 mg i.v. über 2 Tage, dann 1 × 500 mg p.o. über 5–8 Tage
• Kinder	1 × 10 mg/kg/Tag 3 Tage
Bei Niereninsuffizienz (Erwachsene und Kinder)	Keine Dosisreduktion erforderlich

---

* Berechnung der GFR nach Cockroft-Gault s. Umschlaginnenseite

Nebenwirkungen:
3–6 % gastrointestinale Nebenwirkungen. Bei hohen Dosen Hörstörungen, Schwindel, Ohrgeräusche, selten Anstieg von Transaminasen, Arrhythmien

Kontraindikationen:
Stark eingeschränkte Leberfunktion, Überempfindlichkeit gegen Makrolide

Bemerkungen:
Keine bedeutsamen Wechselwirkungen mit anderen Medikamenten. Bei urogenitalen Chlamydien- oder Gonokokkeninfektionen einmalig 1 g Azithromycin in einer Einzeldosis

Benzathin-Penicillin G	Tardocillin 1200®

Spektrum:
Insbesondere gegen Meningokokken, Pneumokokken, Streptokokken, Gonokokken (Penicillinresistenz bei Pneumokokken ▶ S. 19)

Dosierungen:

• Erwachsene	1–2 × 1,2 Mio I. E./Monat i. m.
• Kinder und Jugendliche	1 × 1,2 Mio I. E./Monat i. m.
Bei Niereninsuffizienz (Erwachsene und Kinder)	Keine Dosisanpassung bei Depot-Penicillinen

Nebenwirkungen:
Medikamentenfieber, Exantheme, Anaphylaxie (0,004–0,015 %)

Kontraindikationen:
Penicillinallergie

Cefaclor	Panoral®

Spektrum:
Grampositive (nicht Enterokokken!), gramnegative Bakterien (besonders E. coli, Proteus mirabilis, Klebsiella, Haemophilus), nicht bei Pseudomonas, Serratia, indol-pos. Proteus, Enterobacter, Acinetobacter

Dosierungen:

• Erwachsene	$3 \times 0,5$ g p.o. (Streptokokken, Pneumokokken) 3×1 g p.o. (gramneg. Erreger, S. aureus)
• Kinder (>1. Lebensjahr)	(20–)40 mg/kg/Tag p.o. verteilt auf 3 Dosen
Bei Niereninsuffizienz (Erwachsene und Kinder)	Cefaclor kann bei eingeschränkter Nierenfunktion ohne Dosisanpassung verabreicht werden. Bei Hämodialysepatienten muss die Normaldosis von Cefaclor nicht verändert werden

Nebenwirkungen:
Thrombophlebitis, Exanthem, Fieber, Transaminasenanstieg, Leuko-, Thrombopenie, Anaphylaxie, pos. Coombs-Test, interstitielle Nephritis, besonders in Kombination mit Aminoglykosiden, gastrointestinale Nebenwirkungen 2–6 %, sehr selten Arthritis

Kontraindikation:
Cephalosporinallergie

Bemerkungen:
Bei bekannter anaphylaktischer Reaktion auf Penicillin nicht anwenden. Schlechtere Resorption nach Nahrungsaufnahme

Cefadroxil	Grüncef®

8

Spektrum:
Grampositive (nicht Enterokokken!), gramnegative Bakterien (besonders E. coli, Proteus mirabilis, Klebsiella), nicht bei Pseudomonas, Serratia, indol-pos. Proteus, Enterobacter, Acinetobacter

Dosierungen:

- Erwachsene

  2×1 g p.o. (Pneumokokken, Streptokokken, S. aureus)
  $2 \times 1(-2)$ g p.o. (gramnegative Erreger)
  1×1 g p.o. (Tonsillitis)

- Kinder (>1. Lebensjahr)

  50(−100) mg/kg/Tag p.o. verteilt auf 2 Dosen
  1×30 mg/kg p.o. (Tonsillitis)

- Neugeborene (>1. Lebensmonat)

  50 mg/kg/Tag p.o. verteilt auf 2 Dosen

Bei Niereninsuffizienz (Erwachsene)

GFR*	Max. Dos. (g)	DI (h)
>50	1,0	12
25–50	0,5	12
10–25	0,5	24
0–10	0,5	36

Bei Niereninsuffizienz (Kinder)

GFR*	Dosis (% der Normaldosis)
40	50 (2 Einzeldosen)
20	35 (1 Einzeldosis)
10	25 (1 Einzeldosis)
Anurie	15 (1 Einzeldosis)

* Berechnung der GFR nach Cockroft-Gault s. Umschlaginnenseite

Nebenwirkungen:

Thrombophlebitis, Exanthem, Fieber, Eosinophilie, Transaminasenanstieg, Leuko-, Thrombopenie, Anaphylaxie, pos. Coombs-Test, sehr selten interstitielle Nephritis, besonders in Kombination mit Aminoglykosiden, gastrointestinale Nebenwirkungen 2–6 %

Kontraindikationen:

Cephalosporinallergie

Bemerkungen:

Bei bekannter anaphylaktischer Reaktion auf Penicilline nicht anwenden. Resorption durch gleichzeitige Nahrungsaufnahme nicht beeinflusst

Cefalexin	Cephalexin®

Spektrum:

Grampositive (nicht Enterokokken!), gramnegative Bakterien (besonders E. coli, Proteus mirabilis, Klebsiella), nicht bei Pseudomonas, Serratia, indol-pos. Proteus, Enterobacter, Acinetobacter

Dosierungen:

- Erwachsene   2–4 × 0,5–1 g p.o.
- Kinder   50(–100) mg/kg/Tag p.o. verteilt auf
  (>1. Lebensjahr)   2–4 Dosen
- Neugeborene   40–60 mg/kg/Tag p.o. verteilt auf
                      3 Dosen

Bei Niereninsuffizienz (Erwachsene)	GFR*	Max. Dos. (g)	DI (h)
	>30	0,5	4–6
	15–30	0,5	8–12
	4–15	0,5	24

* Berechnung der GFR nach Cockroft-Gault s. Umschlaginnenseite

Bei Niereninsuffizienz (Kinder)	GFR*	Dosis (% der Normaldosis)
	40	100
	20	50 (2 Einzeldosen)
	10	25 (1 Einzeldosis)
	Anurie	20 (1 Einzeldosis)

Nebenwirkungen:
Übelkeit, Erbrechen, Durchfall, Allergien. Selten: Eosinophilie, Leukopenie, Transaminasenanstieg, interstitielle Nephritis, Kopfschmerzen

Kontraindikation:
Cephalosporinallergie

Bemerkungen:
Bei bekannter anaphylaktischer Reaktion auf Penicilline nicht anwenden. Wegen schlechter Wirksamkeit gegen H. influenzae und Moraxella catarrhalis unzureichende Wirksamkeit bei Otitis media und Sinusitis. Resorption durch gleichzeitige Nahrungsaufnahme wenig beeinflusst

---

Cefixim	**Cephoral®**

Spektrum:
Sehr gut wirksam gegen Streptokokken, H. influenzae u.a. gramnegative Keime. Nicht S. aureus, Pseudomonas, Enterokokken

Dosierungen:
- Erwachsene 1×400 mg p.o. oder 2×200 mg p.o.
- Kinder <12 Jahre   8 mg/kg/Tag p.o. in 1–2 Dosen

Bei Niereninsuffizienz (Erwachsene)   Bei GFR* >20 ml/min keine Dosisanpassung erforderlich, bei GFR* <20 ml/min Hälfte der Normaldosis

---

* Berechnung der GFR nach Cockroft-Gault s. Umschlaginnenseite

Bei Niereninsuffizienz (Kinder)	GFR*	Dosis (% der Normaldosis)
	40	100
	20	50 (1 Einzeldosis)
	10	50 (1 Einzeldosis)
	Anurie	50 (1 Einzeldosis)

Nebenwirkungen:
Übelkeit, Erbrechen, Durchfall, Allergien. Selten: Eosinophilie, Leukopenie, Transaminasenanstieg, Nephrotoxizität, Kopfschmerzen

Kontraindikation:
Cephalosporinallergie

Bemerkungen:
Bei bekannter anaphylaktischer Reaktion auf Penicilline nicht anwenden. Nur 40–50 % Resorption

Cefotaxim	**Claforan®**

Spektrum:
Sehr gute Wirksamkeit gegen gramnegative Keime außer Pseudomonas aeruginosa, in vitro geringere Wirksamkeit gegen Staphylokokken

Dosierungen:

- Erwachsene $2–3 \times 2(–4)$ g i. v.

- Kinder (>1. Lebensjahr) 50(–100) mg/kg/Tag i. v. verteilt auf 2–3 Dosen

- Neugeborene 50–100 mg/kg/Tag i. v. verteilt auf 2 Dosen (auch bei Körpergewicht unter 1200 g)

Bei Niereninsuffizienz (Erwachsene) Bei GFR* 5–10 ml/min Halbierung der Normaldosis; bei GFR* <5 ml/min max. 1 g in 2 Dosen

---

* Berechnung der GFR nach Cockroft-Gault s. Umschlaginnenseite

Bei Niereninsuffizienz (Kinder)	GFR*	Dosis (% der Normaldosis)
	40	100
	20	60 (2 Einzeldosen)
	10	50 (2 Einzeldosen)
	Anurie	30 (2 Einzeldosen)

8

Nebenwirkungen:
Gastrointestinale Störungen, Thrombophlebitis, Exanthem, Fieber, Eosinophilie, Transaminasenanstieg, Leuko-, Thrombopenie, Anaphylaxie, pos. Coombs-Test, Nephrotoxizität besonders in Kombination mit Aminoglykosiden

Kontraindikation:
Cephalosporinallergie

Bemerkungen:
Bei bekannter anaphylaktischer Reaktion auf Penicilline nicht anwenden. Bei schweren Lebererkrankungen sollten andere Antibiotika eingesetzt werden. 1 g Cefotaxim entsprechen 2,1 mmol Natrium

Cefpodoxim-proxetil	**Orelox®, Podomexef®**

Spektrum:
Sehr gute In-vitro-Aktivität gegen grampositive u. gramnegative Erreger, auch H. influenzae; nicht Ps. aeruginosa, Enterokokken, Staphylokokken

Dosierungen:
- Erwachsene/Kinder (>12 Jahre) 2×100–200 mg p.o.

- Kinder (>4. Lebenswoche)   5–12 mg/kg/Tag p.o. verteilt auf 2 Dosen

---

* Berechnung der GFR nach Cockroft-Gault s. Umschlaginnenseite

Bei Niereninsuffizienz (Erwachsene)	GFR*	Max. Dos. (g)	DI (h)
	10–40	0,1–0,2	24
	<10	0,1–0,2	48

Bei Hämodialyse initial 100–200 mg, dann 100–200 mg nach jeder Dialyse

Bei Niereninsuffizienz (Kinder)	GFR*	Dosis (% der Normaldosis)
	40	75 (2 Einzeldosen)
	20	50 (1 Einzeldosis)
	10	25 (1 Einzeldosis)
	Anurie	50 n. HD

Nebenwirkungen:
Übelkeit, Erbrechen, Durchfall, Allergien. Selten: Eosinophilie, Leukopenie, Transaminasenanstieg, Kopfschmerzen

Kontraindikation:
Cephalosporinallergie

Bemerkungen:
Bei bekannter anaphylaktischer Reaktion auf Penicilline nicht anwenden. Resorptionsrate 40–50 % (mit Nahrungsaufnahme erhöht). Nicht bei Neugeborenen <4 Wochen und bei Säuglingen bis 3 Monate mit Niereninsuffizienz

Ceftibuten	Keimax®

Spektrum:
Grampositive (nicht Staphylokokken, Enterokokken) und gramnegative Erreger (bes. H. influenzae, E. coli, Proteus, Klebsiella, M. catharralis); nicht Ps. aeruginosa

---

* Berechnung der GFR nach Cockroft-Gault s. Umschlaginnenseite

Dosierungen:
- Erwachsene   400 mg/Tag p.o. in 1 Dosis
- Kinder   9 mg/kg/Tag p.o. in 1 Dosis
  (>3. Lebensmonat)

Bei Niereninsuffizienz (Erwachsene)	GFR*	Max. Dos. (g)	DI (h)
	≥50	0,4	24
	30–49	0,2	24
	5–29	0,1	24

Bei Niereninsuffizienz (Kinder)	GFR*	Dosis (% der Normaldosis)
	40	75 (1 Einzeldosis)
	20	40 (1 Einzeldosis)
	10	20 (1 Einzeldosis)
	Anurie	20 (1 Einzeldosis)

Nebenwirkungen:
Übelkeit, Erbrechen, Durchfall, Kopfschmerzen, Allergien. Selten: Eosinophilie, Leukopenie, Transaminasenanstieg, Nephrotoxizität

Kontraindikation: Cephalosporinallergie

Bemerkungen:
Kreuzallergie mit anderen Betalaktam-Antibiotika (z.B. Penicillin) kann bestehen. Resorption durch Nahrungsaufnahme vermindert

---

Ceftriaxon	Rocephin®

Spektrum:
Sehr gute Wirksamkeit gegen gramnegative Keime, außer Ps. aeruginosa, in vitro geringere Wirksamkeit gegen Staphylokokken

---

* Berechnung der GFR nach Cockroft-Gault s. Umschlaginnenseite

Dosierungen:

• Erwachsene und Kinder > 12 Jahre	1×1–2 g i.v., i.m.
• Kinder (> 1. Lebensjahr)	20–80 mg/kg/Tag i.v. als Einmaldosis
• Neugeborene (< 1. Lebenswoche)	Bis 50 mg/kg/Tag i.v. als Einmaldosis (auch bei Körpergewicht unter 1200 g)
• Neugeborene (> 1. Lebenswoche)	20–80 mg/kg/Tag i.v. als Einmaldosis
Bei Niereninsuffizienz (Erwachsene)	Bei mäßiger Nierenfunktionseinschränkung ist keine Dosisreduktion notwendig. Erst bei GFR* < 10 ml/min eine Tagesdosis von 1 bis max. 2 g nicht überschreiten

Bei Niereninsuffizienz (Kinder)

GFR*	Dosis (% der Normaldosis)
40	100
20	100
10	80 (1 Einzeldosis)
Anurie	50 (1 Einzeldosis) bzw. 100 n. HD

Nebenwirkungen:

Gastrointestinale Störungen, Thrombophlebitis, Exanthem, Fieber, Eosinophilie, Transaminasenanstieg, Leuko-, Thrombopenie, Anaphylaxie, pos. Coombs-Test, selten Kreatininanstieg, reversible Ausfällungen in Galle und Nieren, in seltenen Fällen mit klinischen Symptomen (Schmerzen!)

Kontraindikation:

Cephalosporinallergie

---

* Berechnung der GFR nach Cockroft-Gault s. Umschlaginnenseite

Bemerkungen:
Bei bekannter anaphylaktischer Reaktion auf Penicilline nicht anwenden. Bei gleichzeitigen Nieren- und Leberschäden ist die Blutplasmakonzentration regelmäßig zu kontrollieren, bei schweren Lebererkrankungen sollten andere Antibiotika eingesetzt werden. Hohe β-Laktamasestabilität

Cefuroximaxetil	Elobact®, Zinnat®

Spektrum:
Grampositive (nicht Enterokokken!), gramnegative Bakterien (besonders E. coli, Proteus mirabilis, Klebsiella, Borrelia burgdorferi), nicht bei Pseudomonas, Serratia, indol-pos. Proteus, Enterobacter, Acinetobacter, sehr gut wirksam gegen H. influenzae und Moraxellen

Dosierungen:

- Erwachsene und Kinder >12 Jahre — 2×125–500 mg p.o.

- Kinder (ab 3. Lebensmonat) — 20–30 mg/kg/Tag p.o. verteilt auf 2 Dosen

Bei Niereninsuffizienz (Erwachsene) — Kann bei allen Graden der Nierenfunktionseinschränkung ohne Dosisanpassung gegeben werden, sofern die Tagesdosis von 1 g nicht überschritten wird

Bei Niereninsuffizienz (Kinder)

GFR*	Dosis (% der Normaldosis)
40	100
20	50 (1 Einzeldosis)
10	33 (1 Einzeldosis)
Anurie	25 (1 Einzeldosis)

---

* Berechnung der GFR nach Cockroft-Gault s. Umschlaginnenseite

Nebenwirkungen:

Thrombophlebitis, Exanthem, Fieber, Eosinophilie, Transaminasenanstieg, Leuko-, Thrombopenie, Anaphylaxie, pos. Coombs-Test, gastrointestinale Nebenwirkungen 2–6 %

Kontraindikation:

Cephalosporinallergie

Bemerkungen:

Bei bekannter anaphylaktischer Reaktion auf Penicilline nicht anwenden. Resorption nach Mahlzeiten am besten (50–60 %)

Ciprofloxacin	Ciprobay®

Spektrum:

Nahezu alle grampositive u. gramnegative Erreger einschl. H. influenzae, Salmonellen, Shigellen, Yersinia, Campylobacter, Neisserien, Legionellen, Ps. aeruginosa; nicht Anaerobier. Nur mäßige Wirksamkeit gegen Enterokokken, Streptokokken, Pneumokokken, Staphylokokken

Dosierungen:

• Erwachsene	2 × 0,1–0,75 g p.o. 2 × 200 mg bis 3 × 400 mg i.v.
• Kinder (> 5. Lebensjahr)	30 mg/kg/Tag i.v. verteilt auf 3 Dosen (max. 1,2 g/Tag) 30–40 mg/kg/Tag p.o. verteilt auf 2 Dosen (max. 1,5 g/Tag)
Bei Niereninsuffizienz (Erwachsene)	Bei GFR* ≤60 ml/min max. 1 g/Tag p.o. bzw. 800 mg/Tag i.v.; bei GFR* ≤30 ml/min max. 500 mg/Tag p.o. bzw. 400 mg/Tag i.v.

---

* Berechnung der GFR nach Cockroft-Gault s. Umschlaginnenseite

Bei Niereninsuffizienz (Kinder)	GFR*	Dosis (% der Normaldosis)
	40	100
	20	50 (1 Einzeldosis)
	10	50 (1 Einzeldosis)
	Anurie	33 (1 Einzeldosis)

8

Nebenwirkungen:
Gastrointestinale Beschwerden, Störungen des ZNS (z.B. Sehstörungen, Schwindel, Krämpfe, Schlaflosigkeit, psychotische Störungen), Allergien, Gelenkschmerzen, Veränderungen von Blutbild und Laborwerten, interstitielle Nephritis

Kontraindikationen:
Schwangerschaft und Stillperiode, Kinder und Heranwachsende (Ausnahme: Mukoviszidose)

Bemerkungen:
Resistenzzunahme v. a. bei S. aureus und Ps. aeruginosa. Einzige Indikation bei Kindern und Jugendlichen: Atemweginfektionen bei Mukoviszidose. Bei Leberinsuffizienz keine Dosisanpassung erforderlich. Bei Patienten mit Epilepsie und anderen Vorschädigungen des ZNS sorgfältige Nutzen-Risiko-Abwägung; orale Bioverfügbarkeit 70–80 %

Clarithromycin	Klacid®

Spektrum:
Grampositive und gramnegative Erreger, insbesondere Staphylokokken, Streptokokken (nur bei Penicillinallergie), Pneumokokken, Corynebact. diphtheriae, Mykoplasmen, B. pertussis, Legionellen, Chlamydien, Campylobacter, Mycobacterium avium; in vitro bessere Wirksamkeit als Erythromycin

---

* Berechnung der GFR nach Cockroft-Gault s. Umschlaginnenseite

Dosierungen:

- Erwachsene

  2 × 500 mg i. v.
  2 × 250–500 mg p. o.

- Kinder

  15 mg/kg/Tag p. o. verteilt auf 2 Dosen

Bei Niereninsuffizienz (Erwachsene)

Bei mäßig eingeschränkter Nierenfunktion ist keine Dosisreduktion nötig. Erst bei einer GFR* von <30 ml/min soll die Dosis um die Hälfte reduziert werden. Die Gesamttherapiedauer sollte 2 Wochen nicht überschreiten. Die Gesamtdosis sollte 250 mg/Tag (Einzeldosis) nicht überschreiten

Bei Niereninsuffizienz (Kinder)

GFR*	Dosis (% der Normaldosis)
40	100
20	50 (2 Einzeldosen)
10	50 (2 Einzeldosen)
Anurie	keine Angaben

Nebenwirkungen:

Gelegentlich gastrointestinale Beschwerden, selten Überempfindlichkeitsreaktionen, sehr selten Leberfunktionsstörungen und Herzrhythmusstörungen bei verlängertem QT-Intervall

Kontraindikation:

Stark eingeschränkte Leberfunktion, Überempfindlichkeit gegen Makrolide; gleichzeitige Gabe von Cisaprid, Pimozid, Terfenadin oder Astemizol

---

* Berechnung der GFR nach Cockroft-Gault s. Umschlaginnenseite

Clindamycin	Sobelin®

Spektrum:
Streptokokken, Pneumokokken, Staphylokokken, Bacteroides fragilis (ca. 9 % Resistenz!) u. a. Anaerobier

Dosierungen:

• Erwachsene	$3-4 \times 150-450$ mg p. o.
	$3-4 \times 200-600$ mg i. v.
• Kinder (>4 Wochen)	$8-25$ mg/kg/Tag p. o. verteilt auf 3–4 Dosen
	$15-40$ mg/kg/Tag i. v. verteilt auf 3–4 Dosen
Bei Niereninsuffizienz (Erwachsene und Kinder)	Clindamycin hat bei eingeschränkter Nierenfunktion keine verlängerte Halbwertszeit und kann in Normdosierung unabhängig von der Nierenfunktion gegeben werden. Bei einer GFR* <10 ml/min wird auf eine mögliche Kumulation von Clindamycin hingewiesen

Nebenwirkungen:
Pseudomembranöse Enterokolitis, Exanthem, Leukopenie, Transaminasenanstieg, bis 20 % Diarrhoe, Thrombophlebitis, selten allergische Reaktionen

Kontraindikationen:
Überempfindlichkeit gegen Lincosamide, parenteral bei jungen Säuglingen (viel Benzylalkohol als Konservierungsmittel)

Bemerkungen:
Ein Mittel der Wahl bei Anaerobierinfektion. Nicht unverdünnt injizieren

---

* Berechnung der GFR nach Cockroft-Gault s. Umschlaginnenseite

Cotrimoxazol   Eusaprim®

Spektrum:
Pneumokokken, Staphylokokken, Gonokokken, E. coli, Salmonellen, Shigellen, Klebsiellen, Proteus, Pneumocystis jeroveci (carinii). Nicht: Enterokokken, Streptokokken und Pseudomonas

Dosierungen:
- Erwachsene

  2×160 mg TMP/800 mg SMZ p.o.

- Kinder
  (6–12 Jahre)

  160 mg TMP/800 mg SMZ p.o.
  verteilt auf 2 Dosen

- Kinder
  (>6 Monate)

  80 mg TMP/400 mg SMZ p.o.
  verteilt auf 2 Dosen

- Säuglinge
  (>6 Wochen)

  40 mg TMP/200 mg SMZ p.o.
  verteilt auf 2 Dosen

Bei Niereninsuffizienz
(Erwachsene)

GFR*	Dosis
>30	Standarddosis
15–30	1/2 Standarddosis, Kontrollanalyse[1]
<15	kontraindiziert

[1] Die Plasmakonzentration an SMZ sollte 12 h nach Einnahme am 3. Behandlungstag kontrolliert werden. Die Behandlung ist abzubrechen, wenn die Plasmakonzentration des Sulfamethoxazols auf über 150 µg/ml ansteigt

* Berechnung der GFR nach Cockroft-Gault s. Umschlaginnenseite

Bei Niereninsuffizienz (Kinder)	GFR*	Dosis (% der Normaldosis)
	40	100
	20	100 für 3 Tage, dann 20 (1 Einzeldosis)
	10	kontraindiziert
	Anurie	kontraindiziert

Nebenwirkungen:

Steven-Johnson-Syndrom, selten Allergie, gastrointestinale Symptome, Thrombopenie, Leukopenie, Agranulozytose; ernste Nebenwirkungen häufiger bei Patienten >60 Jahre

Kontraindikationen:

Sulfonamidüberempfindlichkeit, 1. Lebensmonat, akute Hepatitis, einige Hämoglobinopathien, megaloblastäre Anämie durch Folsäuremangel, Blutdyskrasien, hochgradige Niereninsuffizienz, schwere Leberschäden

Bemerkungen:

Gehört zu Mitteln der ersten Wahl bei Harnwegsinfektionen, Shigellose, Nokardiose, Typhus-, Paratyphus-Dauerausscheidern, Typhus abdominalis, Paratyphus A+B. Bei i.v.-Gabe Anweisungen der Hersteller beachten. Neue TMP/Sulfonamid-Kombinationen bringen keine nennenswerten Vorteile. Dosisreduktion bei schweren Lebererkrankungen

Pneumocystis-jeroveci-(carinii-)Pneumonie: 4- bis 5fache Normdosis (20 mg/kg TMP/100 mg/kg SMZ); die ersten 48 h i.v.

---

* Berechnung der GFR nach Cockroft-Gault s. Umschlaginnenseite

Dicloxacillin	InfectoStaph®

Spektrum:
Staphylokokken

Dosierungen:

- Erwachsene   4–6 × 0,5 g p. o. (–4 g/Tag)
- Kinder 1–6 Jahre   4–6 × 0,25 g p. o. (–2 g/Tag)
- Säuglinge   4 × 0,125–0,25 g p. o. (–1 g/Tag)
  (>3 Monate)
- Säuglinge   3 × 30–50 mg/kg p. o.
  (<3 Monate)

Bei Niereninsuffizienz (Erwachsene): Bei GFR* <30 ml/min Dosisreduktion. Bei terminaler Niereninsuffizienz sollte eine Tagesdosis von 3 × 1 g nicht überschritten werden

Bei Niereninsuffizienz (Kinder):

GFR*	Dosis (% der Normaldosis)
40	100 (4 Einzeldosen)
20	75 (4 Einzeldosen)
10	60 (3 Einzeldosen)
Anurie	30 (1 Einzeldosis)

Nebenwirkungen:
Durchfall, Fieber, Exanthem, Transaminasenanstieg, Leukopenie. Selten interstitielle Nephritis (Hämaturie), Eosinophilie

Kontraindikation:
Penicillinallergie

---

* Berechnung der GFR nach Cockroft-Gault s. Umschlaginnenseite

8

| **Doxycyclin** | **Doxyhexal®** |

Spektrum:

Grampos., gramneg. Erreger, Mykoplasmen, Chlamydien, ca. 50 % Bacteroides. Nicht: Proteus-Spezies, Ps. aeruginosa, relativ häufig Resistenzen bei Pneumokokken, Streptokokken, Staphylokokken und gramneg. Keimen

Dosierungen:

- Erwachsene 2×100 mg p.o., i.v. (nur bei leichten Infektionen ab 2. Tag: 1×100 mg/Tag)

- Kinder   4 mg/kg/Tag p.o., i.v. verteilt auf (>8. Lebensjahr)   2 Dosen am 1. Tag; ab 2. Tag 2 mg/kg/Tag

Bei Niereninsuffizienz (Erwachsene und Kinder)   Doxycyclin kann in den seltenen Fällen, in denen ein Tetracyclin indiziert ist, verwendet werden. Bei der üblichen Dosierung von 200 mg am 1. Tag und 100 mg täglich kommt es auch bei Niereninsuffizienz zu keiner Kumulation an aktiver Substanz. Wenn irgend möglich, ist die Behandlung bei i.v.-Applikation auf etwa 2 Wochen zu beschränken

Nebenwirkungen:

Gastrointestinale Nebenwirkungen, Exantheme, selten Anaphylaxie, Hepatotoxizität, Pseudotumor cerebri, Nephrotoxizität, weniger Zahnverfärbung und Photosensibilität als bei Tetracyclin

Kontraindikationen:

Schwangerschaft, bei Kindern <8 Jahren nur bei vitaler Indikation, schwere Leberfunktionsstörung

Enoxacin   Enoxor®

Spektrum:
Nahezu alle grampositive und gramnegative Erreger einschl. H. influenzae, Salmonellen, Shigellen, Yersinia, Campylobacter, Neisserien, Legionellen, nicht Anaerobier. Nur geringe Wirksamkeit gegen Ps. aeruginosa, Enterokokken, Streptokokken, Pneumokokken

Dosierungen:
- Erwachsene   2 × 400 mg p.o. (2 × 200 mg bei inkompl. HWI)

Bei Niereninsuffizienz   Bei einer GFR* <30 ml/min entsprechend Serum-Kreatininwerten zwischen 2,5 und 5 mg% beträgt die Dosis 400 mg 1-mal täglich

Nebenwirkungen:
Gastrointestinale Nebenwirkungen, vereinzelt Kopfschmerzen, Schwindel, Schlafstörungen, Exantheme, Geschmacksstörungen, Krämpfe, Tendinitis, Phototoxizität

Kontraindikationen:
Schwangerschaft und Stillperiode, Epilepsie und Vorerkrankungen des ZNS, schwere Nieren- und Leberinsuffizienz, Kinder und Heranwachsende

Bemerkungen:
Cave! Resistenzentwicklung besonders bei Pseudomonas und Staphylokokken

---

* Berechnung der GFR nach Cockroft-Gault s. Umschlaginnenseite

| Erythromycin | Erythrocin®, Paediathrocin® |

8

Spektrum:
Grampositive Erreger, insbesondere Staphylokokken, Streptokokken, Pneumokokken, Corynebacterium diphtheriae, Mykoplasmen, B. pertussis, Legionellen, Chlamydien, Campylobacter, relativ häufig resistente Staphylokokken und H. influenzae

Dosierungen:
• Erwachsene	3–4 × 250–500 mg p.o., i.v. (max. 4 g/Tag)
• Kinder (>1. Lebensjahr)	20–50 mg/kg/Tag p.o. bzw. 15–20 mg/kg/Tag i.v. verteilt auf 2–4 Dosen

Bei Niereninsuffizienz (Erwachsene)	Bei mäßig eingeschränkter Nieren-funktion ist keine Dosisreduktion nö-tig. Bei Anurie sollten die Dosierungs-intervalle auf das 2- bis 3fache ver-größert werden. Die Gesamtthera-piedauer sollte 2–3 Wochen nicht überschreiten

Bei Niereninsuffizienz (Kinder)	GFR*	Dosis (% der Normaldosis)
	40	100
	20	100
	10	60 (3 Einzeldosen)
	Anurie	60 (3 Einzeldosen)

Nebenwirkungen:
Gastrointestinale Nebenwirkungen, sehr selten Allergie,
Leberschäden, Hörschäden, ventrikuläre Arrhythmien bei
verlängertem QT-Intervall; Dosis vor allem von Erythromycin-Estolat in der Schwangerschaft und bei Lebererkrankungen reduzieren

---

* Berechnung der GFR nach Cockroft-Gault s. Umschlaginnenseite

Kontraindikationen:
Überempfindlichkeit gegen Makrolide; Therapie mit Terfenadin, Cisaprid, Pimozid oder Carbamazepin

Ethambutol	EMB-Fatol®, Myambutol®

Spektrum:
M. tuberculosis, M. kansasii, M. avium-intracellulare

Dosierungen:

- Erwachsene und Kinder >10 Jahre

  20–25 mg/kg/Tag p.o. in 1 Dosis

- Kinder >5 Jahre

  25 mg/kg/Tag p.o. in 1 Dosis

- Kinder 0–5 Jahre

  30 mg/kg/Tag p.o. in 1 Dosis

Bei Niereninsuffizienz (Erwachsene)

GFR* 30–80 ml/min: 25 mg/kg/tgl.;
GFR* <30–10 ml/min: 25 mg/kg 3×/Woche;
GFR* <10 ml/min: 25 mg/kg 2×/Woche

Bei Niereninsuffizienz (Kinder)

GFR*	Dosis (% der Normaldosis)
40	60 (1 Einzeldosis)
20	30 (1 Einzeldosis)
10	Spiegelbestimmung[1]
Anurie	Spiegelbestimmung[1]

[1] Spitzenspiegel 2–5 µg/ml

---

* Berechnung der GFR nach Cockroft-Gault s. Umschlaginnenseite

Nebenwirkungen:
Opticusneuritis, zentrale Skotome, periphere Neuropathie, Kopfschmerzen, anaphylaktoide Reaktionen

Kontraindikationen:
Vorschädigung des N. opticus, Kleinkinder

Bemerkungen:
1-mal monatl. augenärztliche Untersuchung, vor allem Rotgrünunterscheidung und Gesichtsfeldeinengung; bei Kindern unter 10 Jahren wird empfohlen, Ethambutol nicht einzusetzen, da hier die Visuskontrolle nicht zuverlässig durchzuführen ist; intermittierende Gabe von 45–50 mg/kg 2-mal wöchentlich ist ebenfalls möglich; bei Kombination mit Rifampicin kann nach initialer Volldosis für die Langzeitapplikation eine Dosis von 15 mg/kg/Tag erwogen werden

Flucloxacillin	Staphylex®

Spektrum:
Staphylokokken, Streptokokken, Corynebacterium diphtheriae, N. meningitidis, Bacillus-Spezies

Dosierungen:

• Erwachsene	3–4 × 0,5–1 g p.o., i.m., i.v. (–12 g/Tag), bei p.o.-Gabe ca. 1 h vor dem Essen
• Kinder (10–14 Jahre)	1,5–2 g/Tag p.o., i.v., i.m. in 3–4 Dosen
• Kinder (6–10 Jahre)	0,75–1,5 g/Tag p.o., i.v., i.m. in 3–4 Dosen
• Früh-, Neugeborene, Kleinkinder	40–50(–100) mg/kg/Tag p.o., i.v., i.m. in 3 Dosen

Bei Niereninsuffizienz (Erwachsene, p.o.-Dosierungen)	GFR*	Max. Dos. (g)	DI (h)
	120	2,0	6
	45	2,0	6
	18	1,5	6
	8	1,5	8
	2	1,0	8
	0,5	2,0	24[1]

[1] 2–3 Hämodialysen/Woche werden in diesen Fällen als erforderlich vorausgesetzt. 1 Normaldosis initial

Bei Niereninsuffizienz (Kinder)	GFR*	Dosis (% der Normaldosis)
	40	100
	20	75 (3 Einzeldosen)
	10	50 (3 Einzeldosen)
	Anurie	25 (1 Einzeldosis)

Nebenwirkungen:

Durchfall, Fieber, Exanthem, Hb-Abfall, Leukopenie, Transaminasenanstieg. Selten interstitielle Nephritis (Hämaturie), Eosinophilie

Kontraindikation:

Penicillinallergie

Bemerkungen:

Zusammen mit Dicloxacillin penicillinasefestes Penicillin der Wahl. Bei Kindern sollte die i.m.-Einzelgabe 33 mg/kg, bei Erwachsenen 2 g nicht überschreiten

---

* Berechnung der GFR nach Cockroft-Gault s. Umschlaginnenseite

8

Fluconazol	Diflucan®, Fungata®

Spektrum:
Cryptococcus neoformans, Candida-Spezies (nicht bei C. krusei), Microsporum canis; keine Wirkung gegen Aspergillus-Spezies

Dosierungen:

- Erwachsene

Initialdosis von 1 × 400(–800, bei schweren Infektionen, Neutropenie –1600) mg, dann 1 × 200–400 mg/Tag p. o. (bei C. glabrata 1 × 800 mg/Tag [Resistenztestung!] oder als Kurzinfusion bei Systemmykosen). Bei schweren parenchymatösen Infektionen (z. B. Pneumonie) 800 mg/Tag i. v. die ersten 3 Tage.
Schleimhautbehandlung, Prophylaxe: 50–100 mg/Tag p. o., bei Hochrisikopatienten (Neutropenie, Organtransplantation etc.) 400 mg/Tag p. o.
Vaginaler Soor: einmalige Gabe von 150 mg p. o.

- Kinder

3–6 mg/kg/Tag p. o. oder als Kurzinfusion; bei lebensbedrohlicher Infektion bis 12 mg/kg/Tag i. v.
Dosierungsintervalle (nach Alter):
<2 Wochen 72 h; 2–4 Wochen 48 h; >4 Wochen tgl. Gabe

Bei Niereninsuffizienz (Erwachsene)	GFR*	Max. Dos. (mg)	DI (h)
	>50	200–400	24
	11–50	100–200	24
	Dialyse	200–400 nach jeder Dialyse	

---

* Berechnung der GFR nach Cockroft-Gault s. Umschlaginnenseite

Bei Niereninsuffizienz (Kinder)	GFR*	Dosis (% der Normaldosis)
	40	50 (1 Einzeldosis)
	20	80 alle 48 h
	10	100 alle 72 h
	Anurie	100 n. HD

Nebenwirkungen:

Gastrointestinale Symptome, Exantheme, ZNS-Symptome (Schwindel, Krämpfe u. a.), selten Leberfunktionsstörungen, Leukozytopenie, Thrombozytopenie

Kontraindikationen:

Schwangerschaft und Stillzeit, schwere Leberfunktionsstörung, Therapie mit Terfenadin und Cisaprid

Bemerkungen:

Bei Kindern unter 16 Jahren soll Fluconazol nur angewendet werden, wenn der behandelnde Arzt dies für erforderlich hält. Selektion resistenter Candida-Spezies vorzugsweise bei AIDS-Patienten unter kontinuierlicher Langzeitanwendung. Gute Resorption bei oraler Gabe (Magensaft-pH-unabhängig). Sehr gute Liquorgängigkeit, daher gut geeignet zur Suppressionstherapie der Kryptokokkose bei AIDS-Patienten (für die Primärtherapie der Kryptokokken-Meningitis ist Amphotericin B in Kombination mit Flucytosin besser)

Fosfomycin	Monuril ® 3000

Spektrum:

Staphylokokken, Streptokokken, Gonokokken, E. faecalis, H. influenzae, E. coli, Proteus mirabilis, P. aeruginosa und Serratia marcescens

---

* Berechnung der GFR nach Cockroft-Gault s. Umschlaginnenseite

Dosierungen:
- Erwachsene
  Frauen
  (12-65 Jahre)   Einzeldosis 1 × 3 g p.o.

Nebenwirkungen:
Gastrointestinale Symptome, Hautreaktion

Kontraindikationen:
Schwangerschaft und Stillzeit, Kinder < 12 Jahre

Bemerkungen:
Indikation nur für akute unkomplizierte Zystitis bei Frauen vom 12.–65. Lj.

Isoniazid (INH)	Isozid®, tebesium®

Spektrum:
M. tuberculosis, M. kansasii

Dosierungen:
- Erwachsene   5 mg/kg/Tag, max.300 mg/Tag in 1
                             Dosis p.o. bzw. i.v.

- Kinder   0–5 Jahre   10–9 mg/kg
              6–9 Jahre   8–7 mg/kg
              10–14 Jahre   7–6 mg/kg
              15–18 Jahre   6–5 mg/kg
                             max. 300 mg/Tag

Bei Niereninsuffizienz   INH wird unabhängig von der Nieren-
(Erwachsene   funktion aus dem Serum eliminiert,
und Kinder)   d.h. die biologische Halbwertszeit
                          ist auch bei anurischen Patienten
                          nicht verlängert. Auch bei Einschrän-
                          kung der Nierenfunktion wird eine Ta-
                          gesdosis von 5 mg/kg Körpergewicht
                          verabreicht

Nebenwirkungen:

Periphere Neuropathie, selten Krämpfe, Neuritis nervi optici, Enzephalopathie, Psychosen, häufig Hepatitis (mit zunehmendem Lebensalter häufiger, durchschnittl. ca. 1–2 %), Fieber, allergische Hauterscheinungen, Leukopenie

Kontraindikationen:

Akute Hepatitis, Psychosen, Epilepsie, Alkoholabhängigkeit, Gerinnungsstörungen, periphere Neuritis

Bemerkungen:

Überwachung der Leberfunktion (Transaminasen), Anstieg bei 20–30 % der Patienten. Absetzen von INH, wenn Transaminasen > 100–150 U/l

Itraconazol	Sempera®

Spektrum:

Breites Wirkspektrum gegen viele Pilzarten, sehr gut wirksam gegen Aspergillus-Arten

Dosierungen:

• Erwachsene	1–2 × 200 mg p. o. mit einer Mahlzeit, schwere Infektion: Loading dose von 3 × 200 mg p. o. für 4 Tage, dann 2 × 200 mg p. o. 2 × 200 mg i. v. für 2 Tage, dann 1 × 200 mg i. v.
Bei Niereninsuffizienz	Eine Dosisreduzierung ist bei verschiedenen Graden der Niereninsuffizienz nicht erforderlich. Auch bei Dialysepatienten braucht keine Dosisänderung zu erfolgen

Nebenwirkungen:
Übelkeit, Erbrechen, Schmerzen, Schwindel, Exanthem, Allergien, Transaminasenanstieg, Hypokaliämie. Bei hoher Dosierung (600 mg/Tag) Hypertension, schwere Hypokaliämie, Nebennierenrindeninsuffizienz

Kontraindikationen:
Schwangerschaft und Stillperiode, Kinder und Jugendliche unter 18 Jahre, schwere Leberfunktionsstörungen

Bemerkungen:
Gut verträgliches Azolderivat mit breitem antimykotischen Wirkspektrum. Schlechte Penetration in den Liquor. Itraconazol verlangsamt die Ausscheidung von Cyclosporin, Digoxin, Phenytoin und Warfarin; die Metabolisierung durch INH, Rifampicin, Phenobarbital, Carbamazepin wird dagegen beschleunigt

---

Levofloxacin	**Tavanic®**

Spektrum:
Nahezu alle grampositiven und gramnegativen Erreger, einschl. Pneumokokken, Streptokokken, E. faecalis, Staphylokokken, Chlamydien, Mycoplasma pneumoniae, Legionellen, H. influenzae, Ps. aeruginosa; nur mäßig wirksam gegen Anaerobier

Dosierungen:

• Erwachsene	$1–2 \times 250–500$ mg p.o., i.v.
Bei Niereninsuffizienz (Erwachsene)	GFR* 50–20 ml/min: Normaldosis am 1. Tag, danach halbierte Einzeldosis; GFR* <20 ml/min: Normaldosis am 1. Tag, dann 1/4 der Erstdosis als Erhaltungsdosis

---

* Berechnung der GFR nach Cockroft-Gault s. Umschlaginnenseite

Nebenwirkungen:

Gastrointestinale Beschwerden, Kopfschmerzen, Benommenheit, Schwindel, Schläfrigkeit, Photosensibilisierung, Tendinitis, Transaminasenanstieg

Kontraindikationen:

Schwangerschaft und Stillperiode, Epilepsie, Sehnenbeschwerden nach früherer Anwendung von Fluorochinolonen, Kinder und Heranwachsende, Chinolon-Überempfindlichkeit

Bemerkungen:

Keine klinisch relevanten Wechselwirkungen mit Theophyllin; Vorsicht bei gleichzeitiger Gabe von Medikamenten, die die Krampfschwelle herabsetzen

Linezolid	Zyvoxid®

Spektrum:

Staphylokokken (einschließlich MRSA, MRSE und GISA), Streptokokken (einschl. penicillinresistente Pneumokokken), Enterokokken (einschl. VRE) u. a. grampositive Erreger

Dosierungen:

• Erwachsene 2×600 mg p.o., i.v.

Bei Niereninsuffizienz   keine Dosisanpassung erforderlich

Nebenwirkungen:

Vorwiegend gastrointestinale Nebenwirkungen (Übelkeit, Diarrhoe) und Kopfschmerzen in schwacher bis mittelgradiger Ausprägung, Candidiasis, Pilzinfektionen, Geschmacksstörungen (metallischer Geschmack); in einzelnen Fällen reversible Anämie, Thrombozytopenie; periphere und/oder optische Neuropathie

Kontraindikationen:

Überempfindlichkeit gegen Linezolid oder einen der Inhaltsstoffe, Einnahme von MAO-Hemmern A oder B bzw. innerhalb von 2 Wochen nach Einnahme entsprechender Präparate; unkontrollierte Hypertonie, Phäochromozytom, Karzinoid, Thyreotoxikose, bipolare Depression, schizoaffektive Störung, akute Verwirrtheitszustände; Einnahme von Serotonin-Wiederaufnahme-Hemmern, trizyklischen Antidepressiva, Sympathomimetika

Bemerkungen:

Neuartiger Wirkmechanismus, vollständige Bioverfügbarkeit nach oraler Applikation, wöchentliche Blutbildkontrollen v. a. bei prädisponierten Patienten für Anämie und Thrombozytopenie. Bei Therapien > 28 Tage Überwachung der Augenfunktion. Keine Kreuzresistenz zu anderen Antibiotika, Resistenzinduktion in vitro selten und langsam; bislang wenig Erfahrung bei Langzeittherapie > 4 Wochen

Loracarbef	Lorafem®

Spektrum:

Streptokokken, Pneumokokken, H. influenzae, Moraxella catarrhalis, S. aureus, Proteus mirabilis, E. coli und Klebsiella pneumoniae

Dosierungen:

- Erwachsene und Kinder > 12 Jahre

  2 × 200 (–400 mg) p. o.
  1 × 200 mg p. o. (bei unkomplizierter HWI der Frau)

- Kinder: > 6 Monate

  15(–30) mg/kg/Tag p. o. verteilt auf 2 Dosen, höchstens 800 mg/Tag

Bei Niereninsuffizienz (Erwachsene)	Bei einer GFR* von 49–10 ml/min 1 × 200–400 mg. Bei GFR* unter 10 ml/min 200(–400) mg p.o. jeden 3. Tag; bei Hämodialyse sollte nach jeder Dialyse eine zusätzliche Einzeldosis gegeben werden

Bei Niereninsuffizienz (Kinder)

GFR*	Dosis (% der Normaldosis)
40	50 (1 Einzeldosis)
20	50 (1 Einzeldosis)
10	15 (1 Einzeldosis)
Anurie	15 (1 Einzeldosis)

Nebenwirkungen:

Durchfall, Kopfschmerzen, Rhinitis, Exantheme, Vaginitis, Bauchschmerzen, Erbrechen

Kontraindikationen:

Cephalosporinallergie, bei Kindern unter 6 Monaten sollte Loracarbef nicht angewendet werden, es liegen keine Erfahrungen zur Anwendung in der Schwangerschaft und Stillzeit vor

Bemerkungen:

Bei bekannter anaphylaktischer Reaktion auf Penicilline nicht anwenden

---

Metronidazol	**Clont®, Flagyl®**

Spektrum:

Anaerobier (Bacteroides fragilis, Clostridien und anaerobe Kokken), Trichomonaden, Lamblien, Amöben

---

* Berechnung der GFR nach Cockroft-Gault s. Umschlaginnenseite

Dosierungen:

• Erwachsene	$2–3 \times 400$ mg p.o. $2–3 \times 500$ mg i.v.
• Kinder (<12 Jahre)	20–30 mg/kg/Tag i.v. verteilt auf 2 Dosen 20–30 mg/kg/Tag p.o. verteilt auf 2–3 Dosen

Bei Niereninsuffizienz (Erwachsene): Es kommt zu keiner signifikanten Verlängerung der Halbwertszeit. Bei Serumkreatinin ≥10 mg% und bei GFR* unter 10 ml/min sollte jedoch nur 1 Einzeldosis (400 mg p.o., 500 mg i.v.) alle 12 h gegeben werden. Die Behandlungsdauer sollte 10 Tage nicht überschreiten

Bei Niereninsuffizienz (Kinder)

GFR*	Dosis (% der Normaldosis)
40	100 (3 Einzeldosen)
20	100 (3 Einzeldosen)
10	50 (2 Einzeldosen)
Anurie	50 (2 Einzeldosen)

Nebenwirkungen:

Gastrointestinale Nebenwirkungen, Geschmackssensationen. Neuropathie, Leukopenie, Kopfschmerzen, Ataxie; Transaminasenanstieg, Alkoholunverträglichkeit

Kontraindikationen:

Überempfindlichkeit gegen Metronidazol; im 1. Trimenon der Schwangerschaft nur bei vitaler Indikation (2. und 3. Trimenon nach Nutzen-Risiko-Abwägung)

Bemerkungen:

Bei schwerer Leberinsuffizienz Nutzen-Risiko-Abwägung; hoher Na-Gehalt der i.v.-Lösung

* Berechnung der GFR nach Cockroft-Gault s. Umschlaginnenseite

Minocyclin	Minocyclin®

Spektrum:

Grampositive, gramnegative Erreger, Mykoplasmen, Chlamydien, Borrelien, Coxiella burnetii, nicht: Proteus-Spezies, Ps. aeruginosa, Nocardia asteroides, relativ häufig Resistenzen bei Pneumokokken, Streptokokken, Staphylokokken und gramnegativen Keimen

Dosierungen:

• Erwachsene	initial 200 mg, dann 12-stdl. 100 mg p.o.
• Kinder (>8. Lebensjahr)	initial 4 mg/kg, dann 12-stdl. 2 mg/kg p.o.
Bei Niereninsuffizienz (Erwachsene und Kinder)	Bei Minocyclin ist eine Dosisreduktion bei Patienten mit Niereninsuffizienz nicht erforderlich. Eine Herabsetzung der Dosis von Minocyclin sollte höchstens bei extremer Niereninsuffizienz in Betracht gezogen werden

Nebenwirkungen:

Gastrointestinale Nebenwirkungen, Exantheme, phototoxische Reaktionen, selten Anaphylaxie, Zahnverfärbung, Hepatotoxizität, Pseudotumor cerebri, negative Stickstoffbilanz (Harnstoff-N-Anstieg), relativ häufig vestibuläre Nebenerscheinungen (Schwindel, Ataxie 5–7 %, häufiger bei Frauen, höhere Blutspiegel als bei Männern)

Kontraindikationen:

Schwangerschaft, bei Kindern <8 Jahren nur bei vitaler Bedrohung

Moxifloxacin	**Avalox®**

8

Spektrum:
Nahezu alle grampositiven und gramnegativen Erreger und Anaerobier; besonders hohe Wirksamkeit gegen Atemwegserreger (Pneumokokken, H. influenzae, Moraxellen, Chlamydien, Mykoplasmen, Legionellen); schwache Wirksamkeit gegen Ps. Aeruginosa

Dosierungen:
• Erwachsene   1 × 400 mg p.o.

Bei Niereninsuffizienz   Keine Dosisanpassung notwendig (Erwachsene)

Nebenwirkungen:
Gastrointestinale Beschwerden, Benommenheit, QT-Streckenverlängerung bei Patienten mit bestehender Hypokaliämie oder Hypokalzämie, Geschmacksstörungen, Anstieg von Leberwerten

Kontraindikationen:
Schwangerschaft und Stillperiode, Kinder und Heranwachsende, QT-Intervallverlängerung, symptomatische Herzrhythmusstörungen in der Vorgeschichte; mangels pharmakokinetischer Daten kontraindiziert bei eingeschränkter Leberfunktion

Bemerkungen:
Keine Wechselwirkungen mit Theophyllin, keine Photosensibilisierung

Nitrofurantoin   Furadantin®

Spektrum:
Staphylokokken, Streptokokken, Enterokokken, E. coli, Klebsiellen, Enterobacter

Dosierungen:
• Erwachsene   2–3 × 100 mg p.o.

Bei Niereninsuffizienz   Kontraindikation

Nebenwirkungen:
Übelkeit, Erbrechen, Lungeninfiltrationen, allergisches Lungenödem, Photosensibilität, Neuropathie, Kopfschmerzen, Schwindel, selten Leukopenie, Anämie, Allergie

Kontraindikationen:
Eingeschränkte Nierenfunktion (GFR* < 50 ml/min), Schwangerschaft und Neugeborene bis zum 2. Lebensmonat

Bemerkungen:
Nur für Harnwegsinfektionen zugelassen. Im Vergleich zu anderen Antibiotika überdurchschnittlich hohe Resistenzentwicklung bei Pseudomonas und Staphylokokken. Bei schweren Lebererkrankungen sollten andere Antibiotika eingesetzt werden

Norfloxacin   Barazan®

Spektrum:
Nahezu alle grampositiven und gramnegativen Erreger von Harnwegsinfektionen und akuter bakterieller Gastroenteritis

Dosierungen:
• Erwachsene   2 × 400 mg p.o.

---

* Berechnung der GFR nach Cockroft-Gault s. Umschlaginnenseite

Bei Niereninsuffizienz Bei GFR* von weniger als 30 ml/min entsprechend den Serum-Kreatinin-werten zwischen 2,5 und 5 mg% beträgt die Dosis 400 mg 1-mal täglich

Nebenwirkungen:
Appetitlosigkeit, Übelkeit, Durchfall, Allergie, Schwindel, Kopfschmerzen, Tendinitis, Verschlechterung einer Myasthenia gravis; sehr selten Leukopenie, Eosinophilie, Anstieg von Transaminasen, alkal. Phosphatase und Kreatinin

Kontraindikationen:
Schwangerschaft und Stillperiode, Epilepsie, Kinder und Heranwachsende

Bemerkungen:
Im Vergleich zu anderen Antibiotika überdurchschnittlich hohe Resistenzentwicklung bei Pseudomonas und Staphylokokken. Dosisreduktion bei schweren Lebererkrankungen

Nystatin	**Moronal®**

Spektrum:
Candida-Arten, Blastomyces-Arten, Coccidioides immitis, Cryptococcus neoformans, Histoplasma capsulatum und Aspergillus-Arten, unwirksam bei Dermatophyten und Aktinomyzeten

Dosierungen:
- Erwachsene und Kinder   1,5–3 Mio I.E./Tag p.o. verteilt auf 3 Dosen
- Säuglinge   0,5–1 Mio I.E./Tag p.o. verteilt auf 3 Dosen

Bei Niereninsuffizienz Keine Dosisreduktion erforderlich
(Erwachsene und Kinder)

---

* Berechnung der GFR nach Cockroft-Gault s. Umschlaginnenseite

Nebenwirkungen:

Sehr selten, bei hoher oraler Dosierung Brechreiz, Erbrechen, dünne Stühle, Überempfindlichkeitsreaktionen

Bemerkungen:

Antimykotikum zur Therapie und Prophylaxe intestinaler Hefemykosen; praktisch keine Resorption

Ofloxacin	Tarivid®

Spektrum:

Nahezu alle grampositiven u. gramnegativen Erreger einschl. H. influenzae, Salmonellen, Shigellen, Yersinia, Campylobacter, Neisserien, Legionellen, nicht Anaerobier. Nur geringe Wirksamkeit gegen Ps. aeruginosa, Acinetobacter, Serratien, Enterokokken, Streptokokken, Pneumokokken

Dosierungen:

- Erwachsene 2×100–200 mg p.o., i.v.

Bei Niereninsuffizienz	GFR*	Erhaltungsdosis mg/Tag
	50–20	100–200
	<20	100
	Hämo- oder Peritonealdialyse	100

Nebenwirkungen:

Appetitlosigkeit, Übelkeit, Durchfall, Allergie, Schwindel, Kopfschmerzen, Hautveränderungen, ZNS-Störungen, Psychosen, Arthralgien und Tendopathien, sehr selten Leukopenie, Eosinophilie, Anstieg von Transaminasen, alkal. Phosphatase, Kreatinin

---

* Berechnung der GFR nach Cockroft-Gault s. Umschlaginnenseite

Kontraindikationen:
Schwangerschaft und Stillperiode, ZNS-Erkrankungen (vor allem Epilepsie), Kinder und Heranwachsende

Bemerkungen:
Bei Kindern und Jugendlichen nur bei vitaler Indikation. Cave! Resistenzentwicklung besonders bei Pseudomonas und Staphylokokken. Dosisreduktion bei schweren Lebererkrankungen

Penicillin V	Megacillin oral®, Isocillin® u.a.m.

Spektrum:
Insbesondere gegen Meningokokken, Pneumokokken, Streptokokken, Gonokokken (Penicillinresistenz bei Pneumokokken ▶ S. 19)

Dosierungen:
- Erwachsene und Kinder >12 Jahre — $3(-4) \times 0,5$–$1,5$ Mio I.E. p.o.

- Kinder (<4 Monate) — 40 000–60 000 I.E./kg/Tag p.o. verteilt auf 3 Dosen

- Kinder (>4 Monate) — 40 000–60 000(–160 000) I.E./kg/Tag p.o. verteilt auf 3–4 Dosen

Bei Niereninsuffizienz (Erwachsene) — Bis zu einer GFR* von 30–15 ml/min keine Dosisreduktion bei einem Dosierungsintervall von 8 h; bei Anurie Verlängerung des Intervalls auf 12 h

Bei Niereninsuffizienz (Kinder)

GFR*	Dosis (% der Normaldosis)
40	100 (3 Einzeldosen)
20	100 (3 Einzeldosen)
10	50 (2 Einzeldosen)
Anurie	50 n. HD

* Berechnung der GFR nach Cockroft-Gault s. Umschlaginnenseite

Nebenwirkungen:
Medikamentenfieber, Exanthem, gastrointestinale Beschwerden, hämolytische Anämie, Anaphylaxie (0,004–0,015 %)

Kontraindikation:
Penicillinallergie

Bemerkungen:
Aktuelle Pneumokokkenresistenz in Deutschland (▶ S. 19). Ein weiteres Phenoxypenicillinderivat im Handel ist Propicillin (Baycillin®). Umrechnung: 0,7 g Propicillin = 1 Mio I. E.

Protionamid	ektebin®, Peteha®

Spektrum:
M. tuberculosis, M. kansasii

Dosierungen:
- Erwachsene

  10–15 mg/kg/Tag p.o., max. 1000 mg/Tag in 1–2 Dosen

- Kinder (ab 9 Jahre)

  15 mg/kg/Tag p.o. in 2–3 Dosen

- Kinder (4–8 Jahre)

  20 mg/kg/Tag p.o. in 2–3 Dosen

- Kinder (bis 4 Jahre)

  25 mg/kg/Tag p.o. in 2–3 Dosen

Bei Niereninsuffizienz (Erwachsene)

Es liegen noch keine Daten vor. Eine intermittierende Therapie (2–3 × 1000 mg/Woche) ist zu erwägen

Bei Niereninsuffizienz (Kinder)	GFR*	Dosis (% der Normaldosis)
	40	100
	20	50
	10	25 (Spiegelkontrollen)
	Anurie	25 (Spiegelkontrollen)

Nebenwirkungen:
Magen-Darm-Störungen (bis zu 50 %), Hepatotoxizität, Neutropenie, Hypothermie, Hypoglykämie (bei Diabetikern). Selten: periphere Neuropathie, Krämpfe, Exantheme, Purpura, Stomatitis, Menstruationsstörungen

Kontraindikationen:
Schwangerschaft 1. Trimenon, schwerer Leberschaden, Epilepsie, Psychosen, Alkoholabhängigkeit

Bemerkungen:
Monatlich Transaminasen bestimmen

Pyrazinamid	Pyrafat®, Pyrazinamid®

Spektrum:
M. tuberculosis

Dosierungen:
- Erwachsene und Kinder — 30–40 mg/kg/Tag p.o. in 1 Dosis; max. 1,5 g bei <50 kg, max. 2 g bei 51–75 kg, max. 2,5 g bei >75 kg
- Säuglinge und Kleinkinder — 35–40 mg/kg/Tag

Bei Niereninsuffizienz (Erwachsene) — Gewicht <50 kg: 2-mal wöchentlich 3 g oder 3-mal wöchentlich 2 g. Gewicht >50 kg: 2-mal wöchentlich 3,5 g oder 3-mal wöchentlich 2,5 g

---

* Berechnung der GFR nach Cockroft-Gault s. Umschlaginnenseite

Bei Niereninsuffizienz (Kinder)	GFR*	Dosis (% der Normaldosis)
	40	100
	20	75 (1 Einzeldosis)
	10	50 (1 Einzeldosis)
	Anurie	100 n. HD 3-mal/Woche

Nebenwirkungen:
Arthralgie, Harnsäureansteig, Leberschäden, gastrointestinale Beschwerden, selten Photosensibilität

Kontraindikationen:
Schwerer Leberschaden, Gicht

Bemerkungen:
Überwachung der Leberfunktion, vor allem auch vor der Therapie, bei schweren Lebererkrankungen sollten andere Antibiotika eingesetzt werden

Rifabutin	Mycobutin®

Spektrum:
M. tuberculosis (in über 30 % auch gegen rifampicinresistente Stämme), M. leprae, M. avium-intracellulare, M. fortuitum, M. kansasii, M. marinum, M. ulcerans

Dosierungen:
- Erwachsene Prophylaxe einer MAC-Infektion: 0,3 g/Tag p. o. Therapie einer (multiresistenten) TB: 0,15 g/Tag p. o. (stets Kombinationstherapie; bei vorbehandelten Patienten 0,3–0,45 g/Tag p. o.) Therapie einer MAC-Infektion: 0,45–0,6 g/Tag p. o. (bei Kombination mit Clarithromycin: 0,3 g/Tag p. o.)
  MAC-Infektion = Infektion mit M.-avium-/M.-intracellulare-Komplex

---

* Berechnung der GFR nach Cockroft-Gault s. Umschlaginnenseite

Bei Niereninsuffizienz   Bei GFR* < 30 ml/min Dosisreduktion um 50 %

Nebenwirkungen:
Gastrointestinale Symptome, Transaminasenanstieg, Leuko-
penie, Thrombozytopenie, Anämie, Gelenk- und Muskel-
schmerzen, Fieber, Hautrötungen, selten Hautverfärbungen,
Orangefärbung des Urins, Überempfindlichkeitsreaktionen
(Eosinophilie, Bronchospasmen, Schock), leichte bis schwere
Uveitis (reversibel); erhöhtes Risiko für Uveitis bei Kombina-
tion mit Clarithromycin oder Fluconazol

Kontraindikationen:
Überempfindlichkeit gegen Rifabutin oder Rifampicin,
Schwangerschaft, Stillzeit, schwere Lebererkrankungen,
keine Kombination mit Rifampicin

Bemerkungen:
Regelmäßige Überwachung der Leukozyten- und Thrombo-
zytenzahlen sowie der Leberenzyme während der Therapie.
Bei schweren Leberschäden kann eine Dosisreduktion notwendig sein

Rifampicin	**Rifa®, Eremfat®**

Spektrum:
M. tuberculosis, M. bovis, M. avium-intracellulare, M. leprae,
M. kansasii, M. marinum; grampositive Kokken, Legionellen,
Chlamydien, Meningokokken, Gonokokken, H. influenzae,
nicht M. fortuitum

Dosierungen:
• Erwachsene   1 × 600 mg p. o. über 50 kg
1 × 450 mg p. o. bis 50 kg

---

* Berechnung der GFR nach Cockroft-Gault s. Umschlaginnenseite

| • Kinder | 10–15 mg/kg/Tag p.o. verteilt auf 1(–2) Dosen |
| Bei Niereninsuffizienz (Erwachsene und Kinder) | Rifampicin ist nicht nephrotoxisch und kann bei Patienten mit verschiedenen Graden der Niereninsuffizienz in normaler Dosierung 10 mg/kg, Maximaldosis 600 mg/Tag, gegeben werden |

Nebenwirkungen:
Gastrointestinale Symptome, Drug-Fieber, Juckreiz mit oder ohne Hautausschlag, Anstieg von Transaminasen und alkal. Phosphatase, selten Ikterus, Eosinophilie, ZNS-Symptome, Thrombozytopenie, Leukopenie

Kontraindikationen:
Schwerer Leberschaden, Ikterus, Überempfindlichkeit gegen Rifamycine

Bemerkungen:
Überwachung der Leberfunktion, des Blutbildes und des Serumkreatinins vor und während der Therapie; keine Monotherapie wegen Resistenzentwicklung

---

| Roxithromycin | Rulid®, Roxigrün® |

Spektrum:
Grampositive Erreger, insbesondere Staphylokokken, Streptokokken, Pneumokokken, Corynebacterium diphtheriae, Mykoplasmen, B. pertussis, Legionellen, Chlamydien, Campylobacter, relativ häufig resistente Staphylokokken

Dosierungen:
| • Erwachsene | 2×150 oder 1×300 mg p.o. |
| • Kinder | 5–7,5 mg/kg/Tag p.o. verteilt auf 2 Dosen |

Bei Niereninsuffizienz   Bei eingeschränkter Nierenfunktion ist
(Erwachsene und   keine Dosisreduktion nötig
Kinder)

Nebenwirkungen:
Gastrointestinale Symptome, selten Exantheme, Transaminasenanstieg

Kontraindikationen:
Überempfindlichkeit gegen Makrolide; strenge Indikationsstellung bei QT-Intervallverlängerung, Hypokaliämie, Hypomagnesiämie, Bradykardie, Herzinsuffizienz, Herzrhythmusstörungen, gleichzeitiger Gabe von QT-Intervall-verlängernden Medikamenten

Bemerkungen:
Roxithromycin weist gegenüber Erythromycin eine verbesserte Pharmakokinetik auf, bei schwerer Leberfunktionsstörung Halbierung der Tagesdosis, einsetzbar in der Stillzeit

Streptomycin	**Strepto-Fatol®**

Spektrum:
M. tuberculosis, Brucellen, Yersinia pestis, Francisella tularensis, Staphylokokken, Enterokokken, Streptokokken, nicht: atypische Mykobakterien

Dosierungen:
- Erwachsene   15 mg/kg/Tag i.m.
- Kinder   20–30 mg/kg/Tag i.m. verteilt auf
  (>6 Monate)   2 Dosen
- Kinder   10–25 mg/kg/Tag i.m.
  (<6 Monate)

Bei Niereninsuffizienz (Erwachsene)	GFR*	Max. Dos. (mg/kg)	DI (h)
	50–80	7,5	24
	10–50	7,5	48
	<10	7,5	72

Initialdosis von 15 mg/kg. Zusatz-dosis nach Hämodialyse: 5 mg/kg

Bei Niereninsuffizienz (Kinder)	GFR*	Dosis (% der Normaldosis)
	40	80 (DI verl.)
	20	40 (DI verl.)
	10	30 (DI verl.)
	Anurie	25 (DI verl.)

Nebenwirkungen:

Schwindel, Parästhesien, Übelkeit, Erbrechen, Atemdepression, Sehstörungen, Nephrotoxizität, periphere Neuropathie, allergische Hauterscheinungen (ca. 5 %), Drug-Fieber, Leukopenie, Ototoxizität insges. ca. 8 %

Kontraindikationen:

Schwangerschaft und Stillzeit, Früh- und Neugeborene; bei fortgeschrittener Niereninsuffizienz nur bei vitaler Indikation

Bemerkungen:

Monatl. Audiogramm. Keine Kombination von Streptomycin mit anderen Aminoglykosiden, auch nicht mit rasch wirkenden Diuretika wie Etacrynsäure oder Furosemid. In der Behandlung der TB werden die Tagesdosen in einer einmaligen Gabe verabreicht

---

* Berechnung der GFR nach Cockroft-Gault s. Umschlaginnenseite

Telithromycin	Ketek®

8

Spektrum:
S. aureus, Streptokokken, S. pneumoniae (inkl. makrolid- und penicillinresistente), Enterokokken, M. catarrhalis, B. pertussis, Mykoplasmen, Chlamydien, Legionellen; schwach wirksam gegen H. influenzae; nicht: Enterobakterien, Pseudomonas, Acinetobacter

Dosierungen:
- Erwachsene   1 × 800 mg p. o.
  Kinder (ab 12 Jahre)

Bei Niereninsuffizienz   Bei leichter oder mäßig eingeschränkter Nierenfunktion keine Dosisanpassung erforderlich; bei GFR* < 30 ml/min: Dosis alternierend halbieren

Nebenwirkungen:
Gastrointestinale Symptome, selten Allergien, Eosinophilie, Vorhofarrhythmie, Hypotonie, Bradykardie, Hepatitis

Kontraindikationen:
Überempfindlichkeit gegen Telithromycin, Patienten mit angeborenem QT-Syndrom; Statine sind während der Behandlung mit Telithromycin abzusetzen; Patienten mit Myasthenia gravis sind sorgfältig zu überwachen, Hepatitis nach Telithromycin-Therapie

Bemerkungen:
Erster Vertreter einer neuen Substanzgruppe (Ketolide) mit einem neuartigen Wirkmechanismus mit möglicherweise geringer Resistenzentwicklung

---

* Berechnung der GFR nach Cockroft-Gault s. Umschlaginnenseite

Tetracyclin	Tetracyclin®

Spektrum:
Grampositive, gramnegative Erreger, Mykoplasmen, Chlamydien, nicht: Proteus-Spezies, Ps. aeruginosa, relativ häufig Resistenzen bei Pneumokokken, Streptokokken, Staphylokokken und gramnegativen Keimen

Dosierungen:
- Erwachsene   2–4 × 0,5 g p.o.
- Kinder   25–50 mg/kg/Tag p.o. verteilt auf
  (>8. Lebensjahr)   2–4 Dosen

Bei Niereninsuffizienz   Die klassischen Tetracycline sollten bei Niereninsuffizienz nicht mehr angewandt werden, da sie zur Steigerung des Harnstoffspiegels, Erbrechen und Diarrhoe führen können

Nebenwirkungen:
Gastrointestinale Nebenwirkungen, Photosensibilität, Exantheme, selten Anaphylaxie, Zahnverfärbung, Hepatotoxizität, Pseudotumor cerebri, neg. Stickstoffbilanz (Harnstoff-N-Anstieg)

Kontraindikationen:
Schwangerschaft und Stillzeit, bei Kindern <8 Jahre nur bei vitaler Bedrohung, Niereninsuffizienz

Bemerkungen:
Bei schweren Lebererkrankungen sollten andere Antibiotika eingesetzt werden

9 Antibiotikatherapie der wichtigsten Infektionen in der Praxis

Adnexitis

▶ Salpingitis

Amöbiasis

Erreger:
Entamoeba histolytica (nicht Entamoeba dispar)

Therapie (intestinale Form):
Metronidazol 3 × 500–750 mg p. o. 10 Tage, dann Paromomycin 3 × 500 mg p. o. für 7 Tage

Bemerkungen:
Asymptomatische Ausscheider von E. histolytica sollten wegen der Gefahr der Gewebsinvasion ebenfalls behandelt werden (nur mit Paromomycin 3 × 500 mg für 7 Tage; Darmlumen-Amöbizid zur Rezidivprophylaxe). Bei schweren oder extraintestinalen Infektionen (z. B. Leberabszess) Beginn mit Metronidazol i. v. für 10 Tage, dann Paromomycin für 7 Tage. Bei Abszessen >3 cm Nadelaspiration bzw. Drainage; kleine Abszesse i. d. R. nur konservativ behandeln.

Arthritis

Häufigste Erreger:
- Erwachsene: S. aureus, seltener Gonokokken, A-Streptokokken, Chlamydien, Kingella kingae
  postoperativ oder nach Gelenkpunktion: S. epidermidis (40 %), S. aureus (20 %), Streptokokken, Pseudomonas

- Kinder (ohne Osteomyelitis): S. aureus, A.-Streptokokken, Pneumokokken, Kingella kingae, H. influenzae, andere gramneg. Keime
- Säuglinge: S. aureus, Enterobakterien, B-Streptokokken, Gonokokken

Primäre Therapie:
- Erwachsene: Flucloxacillin + Cephalosporin (3. Gen.) nach Gelenkspunktion: Vancomycin + Cephalosporin (3. Gen.)
- Kinder: Flucloxacillin + Cephalosporin (3. Gen.)
- Säuglinge: Klinikeinweisung

Bemerkungen:
Grampräparat bzw. Methylenblau-Präparat geben in den meisten Fällen wichtige Hinweise auf den Erreger. Chirurgische Konsultation und evtl. Intervention nötig. Intraartikuläre Instillation von Antibiotika nicht empfohlen. Therapiedauer (2–)3 Wochen bei Erwachsenen bzw. (3–)4 Wochen bei Kindern; 4–6 Wochen bei Protheseninfektionen

Bakteriurie (asymptomatisch)

Häufigste Erreger:
Verschiedene Erreger, meist gramnegativ

Primäre Therapie:
Antibiotika nicht indiziert (Ausnahme: Schwangerschaft, Immunsuppression, vor und nach urologischen Eingriffen [aufgrund von Obstruktionen]). Therapie basierend auf Kultur und Antibiogramm

Borreliose (Lyme-Krankheit)

Erreger:
Borrelia burgdorferi

Therapie:

Frühphase (Erythema chronicum migrans, Fazialisparese)

- Erwachsene: Doxycyclin 2 × 100 mg p. o. oder Amoxicillin
  3 × 500 mg p. o. oder Cefuroximaxetil 2 × 500 mg p. o. oder
  Erythromycin 4 × 250 mg p. o., jeweils 14–21 Tage
- Kinder: Amoxicillin 50 mg/kg/Tag p. o. in 3 Dosen oder Ce-
  furoximaxetil 30 mg/kg/Tag p. o. in 2 Dosen oder Erythro-
  mycin 30 mg/kg/Tag p. o. in 3 Dosen, jeweils 14–21 Tage
  Karditis (p. o. bei AV-Block I, sonst i. v.)
- Erwachsene: Ceftriaxon 1 × 2 g i. v. oder Penicillin G 24 Mio
  I. E./Tag i. v. oder Doxycyclin 2 × 100 mg p. o. oder Amoxi-
  cillin 3 × 250–500 mg p. o., jeweils 14–21 Tage
- Kinder: Ceftriaxon 75–100 mg/kg/Tag i. v. in 1 Dosis oder
  Penicillin G 300 000 I. E./Tag i. v. in 4–6 Dosen oder Am-
  oxicillin 50 mg/kg/Tag p. o. in 3 Dosen, jeweils 14–21 Tage
  Meningitis, Enzephalitis
- Erwachsene: Ceftriaxon 1 × 2 g i. v. oder Penicillin G 20 Mio
  I. E./Tag i. v., jeweils 14–28 Tage
- Kinder: Ceftriaxon 100 mg/kg/Tag i. v. in 1 Dosis oder Pe-
  nicillin G 300 000 I. E./Tag in 4–6 Dosen, jeweils 14–28 Tage
  Arthritis
- i.v.-Therapie wie Meningitis oder p. o.-Therapie mit Doxy-
  cyclin oder Amoxicillin (p. o. aber 30–60 Tage) oder Ceftriaxon 1x2 g i. v./15–21 Tage

Bemerkungen:

Antibiotikatherapie in der Frühphase (entzündeter Zeckenbiss, Erythema chronicum migrans) kann Spätkomplikatio-
nen verhindern. Möglicherweise verhindert die Einmalgabe
von 200 mg Doxycyclin p. o. nach Zeckenbiss die Borreliose, allerdings erscheint die Prophylaxe nur in besonderen
Situationen gerechtfertigt (lange Verweildauer vollgesoge-
ner Zecken $\geq$ 24 h, Hochendemiegebiete). Serologie in
der Frühphase häufig negativ, daher bei klinischem Verdacht erneute Serologie 2 Wochen später; Therapie bei

klinischem Verdacht in Kombination mit pos. Serologie (erhöhte IgM-Titer). In späteren Erkrankungsphasen stationäre Einweisung zur i.v.-Therapie nötig. Keine Therapie bei asymptomatischer Seropositivität.

Bronchitis

Häufigste Erreger:
Akute Bronchitis: meist Viren, bei jungen Erwachsenen in 10–20 % Mykoplasmen, Chlamydien
Chronische Bronchitis: Pneumokokken, Streptokokken, H. influenzae, Moraxella catarrhalis

Primäre Therapie:
- Erwachsene: akute Bronchitis (Viren): keine Antibiotikatherapie notwendig
  chronische Bronchitis (akute Exazerbation): Amoxicillin/ Clavulansäure, Ampicillin/Sulbactam, Azithromycin, Clarithromycin, Chinolon (Gr. IV) 5(–10) Tage
  Bei Bronchiektasen: Pseudomonas-wirksames Antibiotikum
- Kinder: Oralpenicilline, Erythromycin 7 Tage (Chemotherapie wegen meist viraler Genese häufig überflüssig)
- Säuglinge: Chemotherapie (Penicilline) nur bei Otitis media und Bronchopneumonie nötig für 7 Tage, meist virale Genese

Bemerkungen:
Bei andauerndem Husten > 14 Tage am Bordetella pertussis denken (auch bei Erwachsenen). Penicillinresistenz von Pneumokokken bei MHK 2 mg/l; partiell resistent bei MHK ≥ 0,125 mg/l. In beiden Fällen Cefotaxim, Ceftazidim, Ceftriaxon, Levofloxacin, Moxifloxacin, Telithromycin. Aktuelle Pneumokokkenresistenz in Deutschland ▶ S. 19

Diagnostik:
Nur eitriges Sputum und nur bei chronischer Bronchitis (akute Exazerbation) bzw. Therapieversagen untersuchen lassen. Therapie nach Antibiogramm

Candidiasis

6

Erreger:
Candida Spezies

Therapie:
- Haut: Amphotericin B, Clotrimazol, Miconazol, Nystatin lokal 3- bis 4-mal tgl. 7–14 Tage;
- Soor: Fluconazol 100-200 mg p.o.; bei hartnäckiger Erkrankung: Itraconazol 200 mg, Posaconazol 400 mg, Voriconazol 2 × 200 mg oder Ampho B orale Suspension
- Ösophagitis: Fluconazol 100-400 mg, Itraconazol 200 mg, Caspofungin 50 mg oder Anidulafungin 100 mg am 1. Tag, dann 50 mg/die
- Harntrakt: in der Regel Katheterbesiedelung; deshalb 40 % Spontanheilung bei Katheterentfernung; Therapie nur bei symptomatischer Harnwegsinfektion mit Fluconazol (1. Tag: 1 × 200 mg p.o.; dann 1 × 100 mg für 4 Tage);

Bemerkungen:
- Cave: Antazida. Bei Azolderivaten (Ausnahme: Fluconazol) ist ein saurer Magen-pH zur Resorption notwendig
- Fluconazol ist unwirksam bei C. krusei und nur schwach wirksam bei C. glabrata
- Prädisponierende Faktoren für eine Candidiasis: Diabetes mellitus, immunsuppressive Therapie, abgeschwächte körpereigene Abwehr (z.B. HIV/AIDS), Breitspektrumantibiotikatherapie, Dauerkatheter; bei einer Harntrakt-Candidiasis immer Blasendauerkatheter entfernen (Sprosspilze befinden sich im Kathetermaterial und sind für antimykotische Substanzen nicht zugänglich)

Cholangitis/Cholezystitis

Häufigste Erreger:
Enterobakterien, Enterokokken, Clostridium Spezies, Bacteroides, Pseudomonas aeruginosa

Primäre Therapie:
Ampicillin/Sulbactam, Amoxicillin/Clavulansäure 3–7 Tage

Alternativen:
Cephalosporine (3. Gen.)+Metronidazol oder Clindamycin; Piperacillin/Tazobactam

Bemerkungen:
Cave: biliäres Sludge-Phänomen bei Ceftriaxon

Diphtherie (Kinder)

Erreger:
Corynebacterium diphtheriae

Primäre Therapie:
Penicillin G oder Erythromycin 7–14 Tage + Antitoxin

Divertikulitis

Häufigste Erreger:
Enterobakterien, Ps. aeruginosa, Bacteroides-Spezies, Enterokokken

Primäre Therapie:
Leichter Verlauf: Amoxicillin/Clavulansäure p. o. oder Cotrimoxazol plus Metronidazol

Alternativen:
Ciprofloxacin + Metronidazol p. o.

Bemerkungen:
- Pathogenetische Bedeutung von Enterokokken umstritten; u.U. ist eine Enterokokken-wirksame Therapie nur bei Patienten mit Endokarditisrisiko notwendig
- Peritonitis ausschließen; schwerer Verlauf: Klinikeinweisung
- Therapiedauer in der Regel 7–10 Tage

Enterokolitis (pseudomembranöse, CDAD-Clostridium difficile-assoziierte Diarrhoe)

Erreger:
Clostridium difficile (vor allem nach Antibiotika-Therapie)

Therapie:
Wenn möglich: Absetzen der verursachenden Antibiotikatherapie
Metronidazol 3 × 400 mg p.o. oder 3 × 500 mg i.v. 7–14 Tage.
Bei schweren Verläufen: Metronidazol 3 × 500 mg i.v. + Vancomycin 4 × 500 mg p.o. oder über Sonde oder rektal

Alternativen:
Vancomycin 3–4 × 250–500 mg p.o. 7–14 Tage

Epididymitis

Häufigste Erreger:
a) <35 Jahre: Gonokokken, Chlamydien
b) >35 Jahre: Enterobakterien

Therapie:
a) 250 mg Ceftriaxon i.m. als Einmalgabe + 2 × 100 mg Doxycyclin p.o. 10 Tage
b) Ciprofloxacin p.o., Ofloxacin p.o., jeweils 10–14 Tage

Bemerkungen:

Bei schwerem Verlauf: Klinikeinweisung zur i. v.-Therapie

Epiglottitis

Häufigste Erreger:

H. influenzae, S. pyogenes, Pneumokokken, S. aureus

Primäre Therapie:

Cefuroxim, Cefotaxim, Ceftriaxon; sofortige Klinikeinweisung

Alternativen:

Ampicillin/Sulbactam, Cotrimoxazol

Bemerkungen:

Häufigste Erreger bei Erwachsenen: A-Streptokokken; Therapie wie bei Kindern

Erysipel

Häufigster Erreger:

Streptokokken der Gruppe A; selten: Staphylokokken

Primäre Therapie:

Penicillin G 10–20 Mio i. E./die i. v. in schweren Fällen, Oralpenicilline 3 Mio i. E./die 10 Tage für leichte Verläufe, Benzathin-Penicillin 1-mal i. m., Oralcephalosporine

Alternativen:

Bei Penicillinallergie: Makrolide; bei Staphylokokkennachweis: Flucloxacillin

Gastroenteritis

Häufigste Erreger:

a) Blut, Schleim und Leukozyten im Stuhl: Campylobacter jejuni, Salmonellen, Shigellen, Amöben, Clostridium difficile, Enterohämorrhagische E. coli (EHEC), Yersinia enterocolitica

b) keine Leukozyten im Stuhl: Viren (90 % Noroviren, selten Rotaviren bei Erwachsenen), selten: Enterotoxinbildende E. coli (ETEC), Vibrionen, Protozoen

c) Reisen in Russland, Amerika, Asien, Afrika: Campylobacter, Shigellen, Salmonellen, Vibrio cholerae, Lamblien, Cyclospora cayetanensis

Primäre Therapie:

- Erwachsene: Enteritissalmonellen: in der Regel keine Antibiotika. Immer Wasser und Elektrolyte ersetzen
  Shigellen: Chinolone (nach Antibiogramm)
  Campylobacter jejuni: Azithromycin
  Yersinia enterocolitica: keine Antibiotika, bei schwerer Erkrankung: Doxycyclin und Aminoglykosid
  Amöben: Metronidazol + lumenwirksames Medikament (Paromomycin)
  Lamblien: Metronidazol
  Vibrio cholerae: Azithromycin 1 g p.o. als Einmalgabe
  Cyclospora cayetanensis: Cotrimoxazol
  Clostridium difficile: ▶Enterokolitis
- Kinder: Enteritissalmonellen: keine Antibiotika.
  Behandlung nur bei Säuglingen, Kindern mit sept. Krankheitsbildern und Patienten mit eingeschränkter Abwehr mit Cotrimoxazol oder Amoxicillin 5–7 Tage
  Shigellen: nach Antibiogramm
  Enteropathogene E. coli: keine Chemotherapie oder Colistin p.o. 5–7 Tage; EHEC: keine Antibiotika

Campylobacter jejuni: keine Chemotherapie oder Erythromycin 5–7 Tage (leichte Fälle nicht behandeln, Resistenzentwicklung!)

Yersinia enterocolitica: keine Chemotherapie oder Cotrimoxazol 5–7 Tage

- Säuglinge (leichte Fälle keine Therapie, schwere Fälle Klinikeinweisung!): Enteropathogene E. coli: Colistin, Polymycin B oral 5 Tage; bei EHEC Antibiotika kontraindiziert

  Salmonellen: Ampicillin i.v. 5–7 Tage

  Shigellen: Ampicillin i.v. 5–7 Tage (nach Antibiogramm)

Alternativen:

- Erwachsene:

  Shigellen: Cotrimoxazol,Azithromycin

  Campylobacter jejuni: Tetracycline

  Yersinia enterocolitica: Cotrimoxazol
- Kinder: Campylobacter jejuni:Azithromycin, Amoxicillin; C. fetus: Gentamicin, Ceftriaxon, Ampicillin

Bemerkungen:

- Enteritissalmonellen (z.B. Salmonella enteritidis, Salmonella typhimurium), *nicht antibiotisch behandeln!* Antibiotikatherapie nur bei Säuglingen, Patienten mit massiv eingeschränkter körpereigener Abwehr und bei Patienten über 70 Lebensjahren indiziert. Bei Erwachsenen: evtl.: 2×500 mg Ciprofloxacin, 2×200 mg Ofloxacin, 1×500 mg Levofloxacin p.o. 5 Tage lang (Vorsicht: Resistenz!). Bei asymptomatischen Enteritis-Salmonellenausscheidern nur in Ausnahmefällen (z.B. Lebensmittelgewerbe) Therapieversuch mit Ciprofloxacin 2×500 mg 5 Tage p.o. lang gerechtfertigt. Antibiotikatherapie bei Dauerausscheidern von Salmonella typhi und paratyphi B: 3 Monate 2×2 Tbl. Cotrimoxazol oder 3 Wochen 2×500 mg p.o. oder 2 Wochen 2×750 mg Ciprofloxacin

- Reisediarrhoe: 500 mg Levofloxacin oder 750 mg Ciprofloxacin oder 1 g Azithromycin (bes. bei Reisen in Süd-Ost-Asien) als Einmalgabe; in schweren Fällen 3 Tage 2 × 500 mg Ciprofloxacin p. o.; Loperamid bei blutig-schleimiger Diarrhoe kontraindiziert
- Shigellen: 5 Tage Cotrimoxazol oder Ampicillin (auch 1 × 2 g Ampicillin als Einmaldosis) oder 1 × 800 mg Norfloxacin oder 1 × 500 mg Ciprofloxacin innerhalb 24 h nach Beginn der Reisediarrhoe. Cave: Zunehmende Resistenz gegen Ampicillin, Tetracycline, Cotrimoxazol; seltener gegen Chinolone; deshalb möglichst Therapie nach Antibiogramm
- Unkomplizierte Campylobacter-jejuni-Infektion nicht behandeln. Zunahme von Chinolon- und Erythromycinresistenz
- Bei Lamblienverdacht unbedingt, ggf. mehrfache, Stuhluntersuchungen (Amöben ausschließen!)
- Amöben: ▶ Amöbiasis, S. 93
- Cyclospora cayetanensis: 7 Tage Cotrimoxazol forte 2-mal tgl., bei HIV 4-mal tgl. 10 Tage

Gonorrhö

Erreger:
Neisseria gonorrhoeae

Therapie (unkomplizierte Zervizitis, Urethritis, Proktitis):
Ceftriaxon 1 × 125 mg i.m., Cefotaxim 1 × 500 mg i.m., Cefixim 1 × 400 mg p. o., Ofloxacin 1 × 400 mg p. o., Ciprofloxacin 1 × 500 mg p. o., Levofloxacin 1 × 250 mg p. o. (wegen der häufigen Mischinfektionen mit Chlamydia trachomatis wird empfohlen, zusätzlich Doxycyclin 2 × 100 mg p. o. für 7 Tage oder Azithromycin 1 g p. o. als Einmaldosis zu geben)

Bemerkungen:
Disseminierte Infektion: Klinikeinweisung

Harnwegsinfektion

Häufigste Erreger:
E. coli, andere Enterobakterien, Enterokokken, S. saprophyticus (junge Frauen und Kinder)

Primäre Therapie:
- Erwachsene und Kinder: Cotrimoxazol, Trimethoprim oder andere Sulfonamid/TMP-Kombinationen (lokale Resistenzsituation beachten), Fosfomycin 3 g als Einmalgabe (bei Frauen) oder Oralcephalosporine, in den meisten Fällen einer unkomplizierten HWI genügen 3 Tage, in der Schwangerschaft 7 Tage, bei Pyelonephritis (▶ dort) 14 Tage
- Säuglinge: Klinikeinweisung

Alternativen:
- Erwachsene: Chinolone

Bemerkungen:
- Mikroskopische und bakteriologische Urinkontrolle 3–5 Tage nach Beginn der Chemotherapie (Urin muss dann steril sein)
- Bei chronisch rezidivierender Harnwegsinfektion: Mikroskopische, bakteriologische Urinkontrolle bis 3 Wochen nach Beendigung der Therapie wöchentlich, dann 3 Monate lang monatlich, dann 3-mal in halbjährlichem Abstand
- Bei chronisch rezidivierender Harnwegsinfektion (Rezidiv bereits 1–3 Wochen nach Absetzen der Chemotherapie, bei gehäuften Reinfektionen, vesikoureteralem Reflux ohne Ostiumfehlanlage, obstruktiven Veränderungen der Harnwege bis OP möglich) Reinfektionsprophylaxe: nach Erregerelimination fortlaufend mind. $1/2$ Jahr 1-mal täglich nach dem Abendessen Chemotherapeutikum in $1/3$ der üblichen Tagesdosis (z.B. 50–100 mg Trimethoprim, 50–100 mg Nitrofurantoin, 1 Tbl. Cotrimoxazol usw.)

- Neugeborene und Säuglinge stationär einweisen, Ausschließen einer Missbildung! Bei HWI ohne Sepsis nur $1/2$ der üblichen parenteralen Dosis von Antibiotika nötig. Stets Urosepsis ausschließen! Blutkulturen!

Impetigo (Kinder, Säuglinge)

Häufigste Erreger:
A-Streptokokken, S. aureus

Primäre Therapie:
Keine systemischen Antibiotika, außer bei ausgedehnten Erkrankungen, dann Penicillin G (Streptokokken) oder Flucloxacillin (S. aureus) 10 Tage, Oralpenicilline, Oralcephalosporine (2. Gen.), Makrolide

Bemerkungen:
Lokalantibiotika: Bacitracin- oder Mupirocinsalbe für 3–5 Tage

Katzenkratzkrankheit

Erreger:
Bartonella henselae

Therapie:
Erwachsene: 1×500 mg Azithromycin, dann 250 mg/Tag über 4 Tage
Kinder: 1×10 mg/kg Azithromycin, dann 5 mg/kg/Tag über 4 Tage

Bemerkungen:
- Bei leichtem Verlauf keine Antibiotikatherapie
- Komplikationen: Enzephalitis, periphere Neuropathie, Retinitis, Endokarditis, granulomatöse Hepatitis, Splenitis, interstitielle Pneumonie, Osteitis

Keratitis

Häufigste Erreger:

  a) Bakteriell: S. aureus, S. epidermidis, S. pneumoniae, S. pyogenes, Enterobakterien
  b) Pilze: Candida, Aspergillen, Fusarien
  c) Protozoen: Acanthamoeba
  d) Kontaktlinsenträger: P. aeruginosa

Therapie:

  a) Chinolone (z. B. Moxifloxacin) oder Aminoglykoside (z. B. Gentamicin) topisch
  b) Amphotericin B oder Natamycin topisch;
  c) Aminoglykosid + Propamidinisoethionat (Brolene®) oder Polyhexamethylenbiguanid (PHMB, Lavasept®) topisch
  d) Aminoglykosid, Piperacillin oder Ciprofloxacin topisch

Bemerkungen:

- Adenoviren häufigste virale Ursache; differenzialdiagnostisch auch an Herpes-simplex-Infektion denken
- Applikation bei bakterieller Keratitis (inkl. P. aeruginosa) alle 15–60 min über 24–72 h, dann langsame Reduktion
- Applikation bei Pilz-Keratitis alle 60 min mit langsamer Reduktion (sehr lange Therapie; evtl. über Monate)
- Applikation bei Protozoen-Keratitis alle 30 min im Wechsel über 72 h, langsam reduzieren, Dauertherapie über 1 Jahr
- Systemische Antibiose nur bei schweren Verlaufsformen mit Endophthalmitis

Konjunktivitis (eitrige)

Häufigste Erreger:

- Erwachsene, Kinder: S. aureus, Streptokokken, H. influenzae, Chlamydia trachomatis, Gonokokken (sehr selten)
- Säuglinge: Staphylokokken, P. aeruginosa, Chlamydia trachomatis, Gonokokken (sehr selten)

Therapie:
- Erwachsene und Kinder:
  Chinolone (z.B. Moxifloxacin, Levofloxacin) topisch
  Chlamydien: Tetrazykline (z.B. Doxycyclin) oder Makrolide
  (z.B. Azithromycin; bei Kindern Erythromycin) topisch und
  p.o. 1–3 Wochen
  Gonokokken: Ceftriaxon 125 mg i.m. (Einmalgabe)
- Säuglinge:
  Staphylokokken: bei leichten Infektionen Lokalbehandlung
  (z.B. Bacitracin-Salbe); bei schweren Infektionen: Fluclo-
  xacillin i.v. 7–10 Tage
  Pseudomonas aeruginosa: bei leichten Infektionen Lokal-
  behandlung (z.B. Kanamycin-Augentropfen); bei schweren
  Infektionen: Piperacillin, Ceftazidim, i.v. 7–10 Tage
  Chlamydien: Erythromycin p.o. 14 Tage (Cave! Pneumonie)
  Gonokokken: lokal Chloramphenicol-Augensalbe, gleich-
  zeitig Penicillin G oder Ceftriaxon i.v. 7 Tage

Bemerkungen:
- Grampräparate bzw. Methylenblau-Präparate geben in den
  meisten Fällen wichtige Hinweise auf den Erreger
- Drei Wochen nach Entbindung sind Gonokokken praktisch
  ausgeschlossen. Ursache der Konjunktivitis ist dann ein
  Verschluss des Ductus nasolacrimalis mit einer Staphylo-
  kokken-Superinfektion (häufig)
- Konjunktivitis und Keratitis bei Kontaktlinsen-Trägern (v.a.
  sog. „Vier-Wochen-Kontaktlinsen") oft durch P. aeruginosa
  verursacht; Therapie: Ciprofloxacin als Augentropfen (alle
  15–60 min über 24–72 h)
- Bei Gonokokken, Staphylokokken und P. aeruginosa ist
  häufig eine Klinikeinweisung erforderlich, da bei schweren
  Infektionen parenteral behandelt werden muss

Lambliasis (Giardiasis)

Erreger:
Giardia lamblia

Therapie:
Metronidazol 3 × 500 mg p.o. 5 Tage; alternativ Paromomycin 4 × 500 mg p.o. 7 Tage

Bemerkungen:
Eine mehrfache Behandlung kann erforderlich sein; auch asymptomatische Ausscheider von Zysten behandeln

Mastitis

Häufigster Erreger:
S. aureus

Primäre Therapie:
- Erwachsene: Cephalosporine, Flucloxacillin 1 Woche
- Säuglinge: Dicloxacillin, Flucloxacillin, ältere Cephalosporine 1 Woche

Alternativen:
- Erwachsene: Clindamycin

Bemerkungen:
Chirurgische Konsultation und evtl. Intervention notwendig. Grampräparate bzw. Methylenblau-Präparate geben in den meisten Fällen wichtige Hinweise auf den Erreger. Bei Säuglingen: Gramfärbung von Colostrum, Inzision oft notwendig. Bei Mastitis außerhalb der Laktationszeit ist Clindamycin 1. Wahl, da auch Bacteroides Erreger sein können. Mastitis ohne Abszess: Abstillen nicht erforderlich

Mastoiditis

Häufigste Erreger:
Akut: Pneumokokken, S. aureus, H. influenzae, A-Strepto-kokken, Ps. aeruginosa

Chronisch: Anaerobier, Ps. aeruginosa, Enterobakterien, S. aureus, oft polymikrobiell

Primäre Therapie:
Akut: OP-Indikation; begleitende Antibiotikatherapie wie bei akuter Otitis media (▶ S. 111)

Chronisch: OP-Indikation

Bemerkungen:
Immer HNO-Konsultation notwendig

Osteomyelitis
(akut: hämatogen, fortgeleitet, postoperativ)

Häufigste Erreger:
- Erwachsene: S. aureus
- Kinder >4 Monate: S. aureus, A-Streptokokken, selten gramneg. Keime
- Kinder <4 Monate: S. aureus, gramneg. Keime, B-Strep-tokokken
- Patienten mit Sichelzellanämie/Thalassämie: Salmonella-Spezies
- Hämodialysepatienten, Drogenabhängige: S. aureus, Ps. aeruginosa
- Nach Trauma, bei Weichteilinfektionen, Diabetes: Polymi-krobiell (inkl. Anaerobier)
- Nach operativer Versorgung einer Fraktur: gramneg. Kei-me, S. aureus, Ps. aeruginosa
- Nach Sternotomie: S. aureus, S. epidermidis

Therapie:
Klinikeinweisung

Bemerkungen:
- Praktisch immer operatives Débridement notwendig (Ausnahme: hämatogene Osteomyelitis bei Kindern)
- Therapiedauer: 6-8 Wochen (bei der hämatogenen Osteomyelitis bei Kindern reichen in der Regel 3 Wochen, davon die ersten 2 Wochen i. v.)
- Umstellung von i. v.- auf orale Therapie nach Entfieberung, Schmerzfreiheit und Normalisierung der Leukozytose, der Linksverschiebung und des CRP-Wertes
- Keine Umstellung auf Oraltherapie bei Patienten mit Diabetes oder schweren peripheren, vaskulären Erkrankungen
- Bei kulturnegativer Osteomyelitis v. a. bei Kindern an Kingella kingae denken
- Bei Therapieversagen immer Tuberkulose ausschließen
- Bei Neugeborenen oft afebriler Verlauf (Risiko-Faktoren: Beatmung, Frühgeburt)
- Sog. „small colony variants" (SCV) von S. aureus haben eine ausgeprägte Wachstumsretardierung auf üblichen Anzuchtmedien. Sie zeichnen sich durch reduzierte Antibiotika-Empfindlichkeit und ein hohes Potenzial zu rekurrierenden Infektionen aus (u. U. induziert durch Verwendung von Gentamicin-imprägnierten PMMA)

Osteomyelitis (chronisch)

Häufigste Erreger:
S. aureus, Enterobakterien, Ps. aeruginosa

Therapie:
Immer gezielte Therapie bei Erregernachweis

Bemerkungen:
- Therapiedauer u. U. bis 6 Monate

Osteomyelitis (nach Gelenkimplantation)

Häufigste Erreger:
Streptokokken, Staphylokokken, Ps. aeruginosa

Therapie:
Klinikeinweisung

Bemerkungen:
- Bei chronisch-schleichender Implantat-Infektion in der Regel keine Leukozytose und keine Linksverschiebung
- Therapiedauer: mindestens 3 Monate bei Osteosynthesen und Hüftgelenkprothesen; mindestens 6 Monate bei Kniegelenkprothesen; mindestens jedoch bis einen Monat nach Normalisierung von Leukozyten und CRP und der klinischen Infektzeichen

Otitis externa

Häufigste Erreger:
Ps. aeruginosa, Proteus, Streptokokken, Staphylokokken

Primäre Therapie:
Bei leichten Formen der Otitis externa („swimmer's ear") lokal z. B. Dexa-Polyspectran® in den gereinigten Gehörgang. Bei Verschlechterung Ciprofloxacin Ohrentropfen; Hydrocortison

Bemerkungen:
Immer HNO-Konsil. Cave! Otitis externa maligna (z. B. bei Diabetikern): immer Klinikeinweisung

Otitis media

Häufigste Erreger:
- Erwachsene und Kinder:
in bis zu 50 % Viren, Pneumokokken, H. influenzae (häufiger bei Kindern), Streptokokken, Moraxellen

- Säuglinge: gramneg. Bakterien, Staphylokokken, H. influenzae, Streptokokken, Pneumokokken

Primäre Therapie (bei bakteriellem Infekt):
- Erwachsene und Kinder:
  Ampicillin ± Sulbactam, Amoxicillin ± Clavulansäure
- Säuglinge: Kinderärztliches Konsil

Alternativen:
- Erwachsene und Kinder:
  Oralcephalosporine (2. Gen.); Azithromycin (Kinder: 30 mg/kg als Einmalgabe)

Bemerkungen:
- Bei Kindern primär keine Antibiotika, sondern erst Analgetika. Antibiotika erst, wenn keine Besserung am nächsten Tag (Kinder von $1/2$–2 Jahre) bzw. am 3. Tag (Kinder > 2 Jahre). Dies gilt nicht bei Kindern mit schlechtem AZ oder Otorrhoe (Cave! Mastoiditis).
- Therapiedauer: 10 Tage, wenn Patient < 2 Jahre alt; 5–7 Tage, wenn Patient ≥ 2 Jahre alt; kürzer mit Azithromycin (3–5 Tage)
- Bei penicillinresistenten Pneumokokken Erhöhung der Amoxicillin-Dosis auf 80 mg/kg/Tag in 3 Dosen. Aktuelle Pneumokokkenresistenz ▶ S. 19

Pankreatitis (akute, chronische)

Häufigste Erreger:
Meist nicht bakteriell bedingt (Alkohol!); Enterobakterien, Enterokokken, S. aureus, S. epidermidis, Anaerobier, Candida-Spezies

Primäre Therapie:
Antibiotika meist nicht indiziert; Klinikeinweisung!

Alternativen:
Cephalosporine + Metronidazol, Chinolone + Metronidazol

Bemerkungen:

Chirurgische Konsultation und evtl. Intervention notwendig

Parotitis (bakteriell)

Häufigste Erreger:

S. aureus, Streptokokken, H. influenzae, Mundflora

Therapie:

Cephalosporin (2. Gen.), Dicloxacillin, Amoxicillin/Clavulan-
säure, Ampicillin/Sulbactam für 14 Tage

Bemerkungen:

• Differenzialdiagnose: Granulomatöse Entzündung (atypische
  Mykobakterien, Pilze, Sarkoidose, Sjögren-Syndrom, Tu-
  mor): keine Entzündungszeichen, Therapie nach Histologie

Pertussis

Erreger:

Bordetella pertussis

Primäre Therapie:

Kinder: Erythromycin-Estolat 40 mg/kg/Tag in 3 Dosen
14 Tage
Erwachsene: Azithromycin 500 mg am 1. Tag, 250 mg am
Tag 2–5

Alternativen:

• Cotrimoxazol 14 Tage; Clarithromycin 7 Tage

Bemerkungen:

10–20 % der Erwachsenen mit Husten >14 Tage haben
Keuchhusten

Pneumonie

Häufigste Erreger:
- Erwachsene:
  a) Pneumokokken, H. influenzae, Mykoplasmen, Chlamydien, Moraxellen, Legionellen, Viren
  b) HIV/AIDS: Pneumocystis jeroveci (carinii), M. tuberculosis, Pilze
- Kinder:
  a) 1–3 Monate: C. trachomatis, Viren
  b) 1–5 Jahre: Viren, Pneumokokken, H. influenzae, Mykoplasmen, Chlamydien
  c) 5–18 Jahre: Mykoplasmen, Pneumokokken, Chlamydien

Primäre Therapie
- Erwachsene:
  a) Makrolide (+ Cephalosporine 2. Gen. bei schwerer Pneumonie)
  b) bei Pneumocystis heroveci (carinii): ▶Bemerkungen; bei M. tuberculosis: ▶Tuberkulose, S. 121
- Kinder:
  a) Makrolide 10–14 Tage
  b) Oralcephalosporin (2. Gen.) ± Makrolid 10–14 Tage
  c) Makrolide (bei V. a. Pneumokokken: + Oralcephalosporin)

Alternativen:
- Erwachsene:
  a) Ceftriaxon (1 × 1 g i. v.); Ampicillin/Sulbactam + Makrolid, Amoxicillin/Clavulansäure + Makrolid, Levofloxacin, Moxifloxacin,

  Mindestbehandlungsdauer bei Pneumokokken 3 Tage nach Entfieberung; bei Staphylokokken Mindestbehandlungsdauer 2–3 Wochen

Bemerkungen:

- Aktuelle Pneumokokkenresistenz ▶ S. 19. Bei Penicillin (teil)resistenz: Ceftriaxon oder Levofloxacin, Moxifloxacin, Telithromycin
- Blutkulturen häufig hinweisend auf Erregerätiologie; Nutzen der Blutkultur bei der unkomplizierten, ambulant-erworbenen Pneumonie jedoch umstritten
- Fauliger Auswurf: Verdacht auf Lungenabszess mit Anaerobiern
- Bei jüngeren Erwachsenen und Kindern >5 Jahre sind Mykoplasmen relativ häufig, deshalb empirisch Makrolide einsetzen
- Pneumocystis-carinii-Pneumonie: 15–20 mg/kg/Tag Trimethoprim + 75–100 mg/kg/Tag Sulfamethoxazol in 3–4 Dosen 21 Tage (die ersten 48 h i.v.) + Folinsäure 15 mg + Prednisolon. Alternativen: 3×900 mg p.o. Clindamycin + 30 mg/Tag p.o. Primaquin 21 Tage
- Legionellenpneumonie: 1×500 mg p.o. Azithromycin oder 2×500 mg p.o. Levofloxacin oder 1×400 mg p.o. Moxifloxacin oder 3×400 mg p.o. Ciprofloxacin. Bei schwerer Pneumonie: Klinikeinweisung
- Psittakose (Chlamydia psittaci): Doxycyclin oder Makrolide für 2 Wochen
- Säuglinge: bei interstitieller Pneumonie neben Zytomegalieviren nicht selten auch Pneumocystis carinii (20 mg/kg/Tag Trimethoprim und 100 mg/kg/Tag Sulfamethoxazol oder Pentamidin 4 mg/kg/Tag)

Prostatitis

Häufigste Erreger:

Akut: Enterobakterien, C. trachomatis, N. gonorrhoeae
Chronisch: Enterobakterien, Enterokokken, Ps. aeruginosa

Primäre Therapie:

Akut: Chinolone p.o. 10–14 Tage

Chronisch: Chinolone p.o. 4 Wochen

z.B. 2 × 500 mg p.o. Ciprofloxacin, 2 × 400 mg p.o. Norfloxaxin, 1 × 500 mg p.o. Levofloxacin

Alternativen:

Akut: Cotrimoxazol (2 × 160 mg TMP/800 mg SMZ) 10–14 Tage

Chronisch: Cotrimoxazol (2 × 160 mg TMP/800 mg SMZ) (1–)3 Monate

Bemerkungen:

Bei Männern < 35 Jahre häufig Gonokokken und Chlamydien (Therapie ▶ Gonorrhö)

Pyelonephritis

Häufigste Erreger:

Akut: E. coli (> 80 %), andere Enterobakterien

Chronisch, rezidivierend: E. coli, Proteus, Klebsiella, Enterokokken

Primäre Therapie:

Akut: Chinolone p.o. 7 Tage; bei schwerem Verlauf: Klinikeinweisung

Chronisch, rezidivierend: Oralcephalosporine 4–6 Wochen

Alternativen:

Akut: Oralcephalosporine; bei schwerem Verlauf: Klinikeinweisung

Chronisch, rezidivierend: Amoxicillin/Clavulansäure, Ampicillin/Sulbactam, Chinolone für 4–6 Wochen

Bemerkungen:

- Akut: Mikroskopische und bakteriologische Urinkontrolle 3–5 Tage nach Beginn der Chemotherapie (Urin muss dann steril sein)

- *Chronisch*: Mikroskopische, bakteriologische Urinkontrolle bis 3 Wochen nach Beendigung der *Therapie* wöchentlich, dann 3 Monate lang monatlich, dann 3-mal in halbjährlichem Abstand
- Bei chronisch rezidivierender Harnweginfektion (z. B. Rezidiv bereits 1–3 Wochen nach Absetzen der Antibiotikatherapie) Obstruktion ausschließen und Reinfektionsprophylaxe: nach Erregerelimination fortlaufend (mind. $1/2$ Jahr) 1-mal täglich nach dem Abendessen Antibiotikum in $1/3$ der üblichen Tagesdosis (z. B. 50–100 mg Nitrofurantoin, 1 Tbl. Cotrimoxazol usw.)
- Bei Kindern Reinfektionsprophylaxe mit z. B. $1/2$ Tbl. Cotrimoxazol (6 mg TMZ) p. o. jeweils nach dem Abendessen. Bei Säuglingen stationäre Einweisung, Ausschließen einer Missbildung!

Q-Fieber

Erreger:
Coxiella burnetii

Therapie:
Akut: Doxycyclin 2 × 100 mg p. o. oder i. v. für 14–21 Tage; Chinolone bei Meningoencephalitis
Endokarditis oder chronische Form: Doxycyclin + Chloroquin mindestens 18 Monate; Doxycyclin+Ofloxacin mindestens 3 Jahre

Bemerkungen:
Bei akuter Hepatitis im Rahmen des Q-Fiebers ist aufgrund der starken Immunantwort die Gabe von 40 mg/Tag Prednison für 7 Tage sinnvoll; bei chronischem Q-Fieber Antikörperkontrolle $1/4$-jährlich

Salpingitis (Adnexitis, pelvic inflammatory disease)

Häufigste Erreger:

Chlamydien, Gonokokken, Bacteroides-Spezies, Enterobakterien, Streptokokken, Mykoplasmen

Primäre Therapie:

250 mg Ceftriaxon i. m. oder i. v. einmalig, dann Doxycyclin p. o. für 10–14 Tage

Alternativen:

Chinolon (Gr. II, III)+Metronidazol, Amoxicillin/Clavulansäure + Chinolon (Gr. II, III)

Bemerkungen:

- Therapiedauer: 10–14 Tage
- Immer Partner mitbehandeln
- In der Schwangerschaft: Makrolide statt Doxycyclin
- Laparoskopie, wenn nicht-invasive Diagnostik ergebnislos

Scharlach

▶ Tonsillitis

Sinusitis

Häufigste Erreger:

Akut: Viren, Pneumokokken, H. influenzae, Moraxellen, Staphylokokken

Chronisch: Staphylokokken, Streptokokken, H. influenzae, Anaerobier

Primäre Therapie:

Akut: Amoxicillin ± Clavulansäure, Ampicillin ± Sulbactam, 10–14 Tage

Chronisch: Antibiotikatherapie häufig nicht notwendig bzw. effektiv

Bei akuter Exazerbation einer chronischen Sinusitis: Therapie wie akut

Alternativen:

Akut: Oralcephalosporine (2./3. Gen.), Makrolide, Clindamycin, Chinolone (Gr. III, IV)

Bemerkungen:

Penicillinresistenz von Pneumokokken bei MHK > 1 mg/l; partiell resistent bei MHK 0,1–1 mg/l; in beiden Fällen Cefotaxim, Ceftriaxon, Levofloxacin, Moxifloxacin. Aktuelle Pneumokokkenresistenz in Deutschland ▶ S. 19

Syphilis

Erreger:

Treponema pallidum

Therapie:

1. Primäre, sekundäre und latente Syphilis mit Verlauf von weniger als einem Jahr:
   Benzathin-Penicillin: 2,4 Mio I.E. i.m. als Einmalgabe
   Bei Penicillinallergie:
   a) Doxycyclin 2 × 100 mg 14 Tage
   b) Ceftriaxon 1 g/Tag i.m. oder i.v. 8–10 Tage
2. Syphilis mit einem Verlauf von mehr als einem Jahr (latente Syphilis, kardiovaskuläre Syphilis):
   Benzathin-Penicillin: 2,4 Mio I.E. i.m. wöchentlich für 3 Wochen
   Bei Penicillinallergie:
   a) Doxycyclin 2 × 100 mg 28 Tage
   b) Tetracyclin 4 × 500 mg 28 Tage
3. Syphilis in der Schwangerschaft:
   Benzathin-Penicillin: 2,4 Mio I.E. i.m.
   Bei Penicillinallergie:
   Ceftriaxon 250 mg/Tag i.m. 10 Tage (Parallelallergie ausschließen!)

4. Neurosyphilis:
Klinikeinweisung zur i. v.-Behandlung

Tonsillitis, eitrige

Häufigste Erreger:
A-Streptokokken

Primäre Therapie:
Penicillin V für 10 Tage

Alternativen:
Oralcephalosporine (2. Gen.) oder Makrolide

Bemerkungen:
Resistenzrate der Streptokokken gegen Makrolide in Deutschland ansteigend (10–20 %). Bei persistierendem A-Streptokokken-Nachweis mit Tonsillitis/Pharyngitis: Clindamycin (5 Tage)

Diagnostik:
Rachenabstrich, Versand in Transportmedium. Bei Streptokokkenverdacht sofort Behandlung beginnen, wenn Abstrich negativ, dann gleich wieder absetzen. Bei klinischem Erfolg einer Antibiotikatherapie keine Kontrollabstriche; diese bleiben in bis zu 25 % positiv, haben aber bei fehlender klinischer Symptomatik keine epidemiologische Bedeutung, mit Ausnahme bei Scharlach- oder Anginaepidemie; nur dann müssen (selten!) auch asymptomatische Keimträger behandelt werden (▶ auch Antibiotikaprophylaxe, S. 146)

Toxoplasmose

Erreger:
Toxoplasma gondii

Therapie:

- Erwachsene und Kinder: Pyrimethamin (2×100 mg am 1. Tag, dann 50 mg/Tag p.o.) + Sulfadiazin 4×1–1,5 g p.o. + Folinsäure 3x10–15 mg/Woche p.o.; Therapie bis 1–2 Wochen nach Verschwinden der Symptome; Folinsäure noch eine Woche länger geben
- Schwangerschaft: bis 18. SSW: 3×1 g Spiramycin p.o.
- Zerebrale Toxoplasmose bei AIDS: Pyrimethamin (1×200 mg, dann 75–100 mg p.o.) + Sulfadiazin 4×1– 1,5 g p.o. + Folinsäure 10 mg/die; Therapie bis 4–6 Wochen nach Verschwinden der Symptome, dann Suppressionstherapie

  Alternativen zu Sulfadiazin: 4×600 mg Clindamycin; Atovaquon 4×750 mg, Clarithromycin 2×1 g; Azithromycin $1 \times 1,5$ g
- Supressionstherapie: wie Akuttherapie aber halbe Dosierung bis CD4-Zellen $> 200/\mu l$ für 3 Monate
- Primärprophylaxe (bei CD4 $< 100\,\mu l$): Cotrimoxazol 160/ 800 mg/Tag p.o. oder Dapson 100 mg/Tag oder Dapson 50 mg/Tag + Pyrimethamin 50 mg/Woche + 30 mg Folinsäure/Woche
- ZNS- oder Augenbeteiligung: zusätzlich Prednisolon 1 mg/ kg/die in 2 Dosen bis Liquorprotein fallend bzw. Chorioretinitis am Abklingen

Tuberkulose

Erreger:

M. tuberculosis und atypische Mykobakterien

Primäre Therapie von Organtuberkulosen:

- 6-Monats-Regime (Standardtherapie): Initialphase (2–3 Monate): INH + Rifampicin + Pyrazinamid (PZA) + Ethambutol täglich, anschließend 4 Monate Stabilisierungsphase: INH + Rifampicin täglich oder INH + Rifampicin 2- bis 3-mal pro Woche.

- Bei Unverträglichkeit oder bekannter Resistenz gegen eine Standardsubstanz: evtl. längere Therapiedauer (▶ Richtlinien zur medikamentösen Behandlung der Tuberkulose: Pneumologe 2001; 55: 494-511)
- In der Schwangerschaft: INH + Rifampicin + Ethambutol für 9 Monate; PZA ist kontraindiziert

Tuberkulöse Meningitis:
Gesamt-Therapiedauer 12 Monate

Bemerkungen:
Alle Antituberkulotika sollen auf einmal oder in kurzen Intervallen in voller Tagesdosis möglichst nach der Mahlzeit eingenommen werden. Anstelle von Rifampicin kann auch Rifabutin (Mycobutin®) gegeben werden. Bei Tuberkulose 300 mg/Tag p.o. (Kinder 5 mg/kg/Tag), bei Mycobacterium-avium-Infektion 450–600 mg/Tag p.o.

Für die Behandlung der Exposition und latenten Infektion mit M. tuberculosis (früher als Prophylaxe bezeichnet) mit INH sollte ein Experte hinzugezogen werden.

Ulkuskrankheit (peptisch)

Erreger:
Helicobacter pylori

Primäre Therapie:
7 Tage präprandial 2 × 20 mg Omeprazol + postprandial 2 × 1 g Amoxicillin + 2 × 500 mg Clarithromycin

Alternativen:
7 Tage präprandial 2 × 20 mg Omeprazol + postprandial 2 × 500 mg Clarithromycin + 2 × 400 mg Metronidazol

Bei Therapieversagen:

Wenn möglich, nach Antibiogramm (Resistenzquoten über 50 %). Sonst Therapieversuch mit 2×20 mg Omeprazol + 4×120 mg Wismutsalz + 4×500 mg Tetracyclin + 3×400 mg Metronidazol für 7 Tage

Bemerkungen:

Ggf. nichtinvasive Eradikationskontrolle 6 Wochen nach Therapieende

Urethritis (unspezifisch)

Häufigste Erreger:

Chlamydien, Mykoplasmen, Trichomonaden, Enterobakterien

Primäre Therapie:

Doxycyclin p. o. 1 Woche oder einmalige Gabe von 1 g Azithromycin p. o.

Alternativen:

Erythromycin (4×500 mg p. o. 7 Tage), Roxithromycin, Clarithromycin; Metronidazol bei Trichomonaden (2 g p. o. als Einmalgabe); Chinolone bei V. a. Enterobakterien (Gramfärbung)

Bemerkungen:

Mitbehandlung des Partners bei Chlamydien und Trichomonaden

Vaginitis (Kolpitis), Vulvovaginitis

Häufigste Erreger:

a) Bakterielle Vaginitis: Gardnerella vaginalis, Anaerobier, Mykoplasmen
b) Vulvovaginale Candidiasis: Candida albicans und andere Candida
c) Trichomoniasis: Trichomonas vaginalis

Primäre Therapie:

a) 2 × 400 mg Metronidazol p.o über 7 Tage oder Vaginal-creme

b) 150 mg Fluconazol p.o. als Einmalgabe

c) 2 g Metronidazol p.o. als Einmalgabe

Alternativen:

a) 2 × 300 mg Clindamycin p.o. über 7 Tage oder Vaginal-creme

b) 2 × 200 mg Itraconazol p.o. (1 Tag)

c) 2 × 400 mg Metronidazol über 7 Tage; 4 × 500 mg Tini-dazol (1 Tag)

Bemerkungen:

- Trichomoniasis und bakterielle Vaginitis: übelriechender Fluor, pH > 4,5
- Candidiasis: geruchloser, käsiger Fluor, pH < 4,5
- Bei Trichomoniasis immer Partner mitbehandeln (2 g Metronidazol als Einmalgabe)
- Bei bakterieller Vaginitis und Candidiasis: Partnermitbehandlung nur bei Symptomen
- Reinfektions- oder Rezidivprophylaxe bei Candidiasis (≥ 4 Episoden/Jahr): Fluconazol 100 mg/Woche oder Clotrimazol vag. supp. 500 mg/Woche, jeweils über 6 Monate
- Alternative Lokalbehandlungen: Azolderivate bei Candidiasis (Nystatin weniger wirksam), Paromomycin bei Trichomoniasis, Clindamycin bei bakterieller Vaginitis

Zystitis (▶ Harnwegsinfektion, S. 104)

10 Mindestbehandlungsdauer von bakteriellen Infektionen

□ **Tabelle 10.1.** Mindestbehandlungsdauer von bakteriellen Infektionen

Erkrankung	Therapiedauer (Tage)
Arthritis	14–21
Borreliose	14–28
Bronchitis	5–10
Cholezystitis	7
Diphtherie	7–14
Divertikulitis	7–10
Epididymitis	10–14
Erysipel	10
Gonorrhö	1–7
Harnwegsinfektion	3
Osteomyelitis, akut	28–42
Osteomyelitis, chronisch	180
Otitis media	5–10
Parotitis	14
Pertussis	14
Pneumonie	7–10
Staphylokokken	28
Pneumocystis	21
Legionellen	7–14
Prostatitis, akut	10–14
Prostatitis, chronisch	42
Pyelonephritis	14
Salpingitis	10–14

Tabelle 10.1 (Fortsetzung)

Erkrankung	Therapiedauer (Tage)
Sinusitis	5–10
Tonsillitis/Scharlach	5–10
Ulkuskrankheit	7
Urethritis	7

Anmerkungen:

Die Tabelle gibt lediglich Anhaltspunkte über die Mindestbehandlung bzw. die durchschnittliche Behandlungsdauer verschiedener Erkrankungen. Anhaltspunkt für Mindestbehandlungsdauer: bis 3 Tage nach Entfieberung und klinischer Besserung. Wenn nach 3–4 Tagen keine klinische Besserung und Absinken erhöhter Temperatur erfolgen, dann Therapie absetzen, umsetzen oder an Diagnose zweifeln. **Je länger eine Antibiotikatherapie gegeben wird, umso größer ist die Gefahr einer Erregerselektion, Resistenzentwicklung oder Superinfektion (z.B. mit Pilzen!). Wird eine Therapie als unnötig erkannt, soll sie sofort (!!) abgesetzt werden und muss nicht, z.B. zur Vermeidung einer Resistenzentwicklung, insgesamt ca. 5 Tage gegeben werden.**

11 Versagen der Antibiotikatherapie

Wenn die Antibiotikatherapie nicht den gewünschten Erfolg zeigt, hat dies im Wesentlichen 3 Gründe:

1. Patient
- Verminderte körpereigene Abwehr (Zytostatikatherapie, Karzinom, Diabetes, Alkohol-Krankheit, Leberzirrhose usw.)
- Fremdkörper (Venenkatheter, Blasenkatheter, Hydrozephalusventil, Trachealtubus)
- Abszess oder schwer zugänglicher Infektionsort (Osteomyelitis, Endokarditis)
- Drug-Fieber (Patient entfiebert nicht!)
- Patient nimmt Antibiotika nicht (bis zu 30 %!)

2. Erreger
- Isolierter Erreger verursacht nicht die Infektion (falsche Probenentnahme, falscher Transport, Mischinfektion)
- Virusinfektion, Pilzinfektion!
- Mischinfektion oder isolierter Erreger ist nur Kontamination
- Superinfektion (Krankenhausinfektion, Pilze!)
- Resistenzentwicklung (relativ selten)
- Selektion resistenter Anteile der Erregerpopulation
- Erregerwechsel unter Therapie (bes. Pilzinfektionen)

3. Antibiotikum
- Falsche Dosierung oder Applikation
- Schlechte Penetration zum Infektionsort
- Inaktivierung des Antibiotikums durch Infusionsflüssigkeit oder gleichzeitig verabreichte Medikamente

- Antagonismus von Antibiotikakombinationen
- Zu kurze Therapiedauer
  (z. B. Wechseln des Antibiotikums alle 2 Tage)
- Falsche Resistenzbestimmung im Labor
  (bis zu 20 % der Fälle!)

12 Antibiotikatherapie in der Schwangerschaft und Stillzeit

Antibiotika sind in der Schwangerschaft und Stillzeit hinsichtlich ihrer Sicherheit und Unbedenklichkeit klassifiziert in die Kategorien A, B, C, D. Beta-Laktam-Antibiotika hemmen die Zellwandsynthese der Bakterien. Da vergleichbare Stoffwechselschritte beim Menschen nicht vorkommen, sind z. B. Penicilline auch in der Schwangerschaft unbedenklich. Dennoch sollten vorzugsweise ältere Vertreter dieser Gruppe verwendet werden.

Klasse A: Unbedenklich während der Schwangerschaft

Kontrollierte Studien an schwangeren Frauen haben kein erhöhtes Risiko für den Fetus während des 1. Trimesters ergeben.

Nystatin vaginal

Klasse B: Unbedenklich während der Schwangerschaft und Stillzeit: strenge Indikationsstellung

Die experimentellen Untersuchungen ergaben keine Hinweise auf embryopathische oder teratogene Wirkungen.

Amphotericin B	Erythromycin
Azithromycin	Ethambutol
Cephalosporine	Meropenem
Clindamycin	Metronidazol
Daptomycin	Nitrofurantoin
Doripenem	Penicilline (inkl. Beta-
Ertapenem	lactamase-Inhibitoren)
Fosfomycin	Rifabutin

Klasse C: Strenge Indikationsstellung während der gesamten Schwangerschaft und in der Stillzeit

Tierversuche ergaben Hinweise auf embryopathische oder teratogene Wirkungen. Es gibt nur unzureichende oder keine Studien zum Risiko beim Menschen. Der potenzielle Nutzen des Arzneistoffes rechtfertigt jedoch (möglicherweise) die Anwendung während der Schwangerschaft trotz möglicher Risiken.

Anidulafungin	Isoniazid
Azole	Linezolid
Caspofungin	Micafungin
Clarithromycin	Posaconazol
Chloramphenicol	Pyrazinamid
Colistin	Quinolone
Cotrimoxazol	Rifampin
Dapsone	Telithromycin
Imipenem	Vancomycin

Klasse D: Kontraindiziert während der gesamten Schwangerschaft und Stillzeit

Missbildungen bzw. irreversible Schädigungen des Fetus/ Neugeborenen bekannt bzw. vermutet. Spezifische Information vor Einsatz notwendig.

Aminoglykoside
Tetrazykline
Voriconazol

13 Antibiotika bei Lebererkrankungen

Für folgende Antibiotika sollten bei schweren Lebererkrankungen Alternativen verwendet bzw. sollte die Dosis reduziert werden:

- Amoxicillin/Clavulansäure
- Azithromycin
- Cefotaxim
- Ceftriaxon (Dosisreduktion bei gleichzeitiger Niereninsuffizienz)
- Chloramphenicol
- Clarithromycin
- Clavulansäure
- Clindamycin
- Cotrimoxazol (Dosisreduktion)
- Dicloxacillin
- Doxycyclin
- Erythromycin (v. a. E.-Estolat; Dosisreduktion)
- Fluconazol
- INH (Dosisreduktion)
- Itraconazol (Dosisreduktion)
- Ketoconazol
- Linezolid (Risikoabwägung)
- Metronidazol (Antabus-Syndrom!)
- Moxifloxacin (Dosisreduktion)
- Ofloxacin (Dosisreduktion)
- Protionamid
- Pyrazinamid
- Rifampicin, Rifabutin
- Roxithromycin (Dosisreduktion)
- Telithromycin (Dosisreduktion bei gleichzeitiger Niereninsuffizienz)
- Tetrazykline

Wichtig:

Es gibt außerordentlich wenige Untersuchungen über Antibiotikatherapie bei eingeschränkter Leberfunktion. Die angegebene Tabelle ist daher unvollständig.

14 Lokalantibiotika

Kontraindikationen von Lokalantibiotika

- Wundinfektionen mit Abflussmöglichkeit von Eiter und Sekret (z. B. Nebacetin®)
- Abszesse
- Angina, Pharyngitis, Tonsillitis. Fast alle Medikamente, die zur Lokalbehandlung einer Angina oder Pharyngitis verordnet werden, enthalten unnötige Lokalantibiotika oder Desinfektionsmittel (z. B. Broncho-Tyrosolvetten®, Dorithricin® Halstabletten, Dobendan® usw.)
- Spülung von Blasenkathetern
- kleinflächige Verbrühungen und Verbrennungen (z. B. Terracortril® Spray)

Merke!

Penicilline, Sulfonamide, Tetracycline, Framycetin und Neomycin sollten bei Infektionen der Haut nicht mehr angewendet werden, da sie häufig Allergien verursachen und die meisten Erreger von eitrigen Infektionen der Haut – Staphylococcus aureus, Streptokokken, Pseudomonas aeruginosa und andere gramnegative Keime – gegen Penicilline, Sulfonamide, Tetrazykline, Neomycin und Framycetin resistent geworden sind. Neomycin gehört zu den Substanzen, die am häufigsten Kontaktallergien verursachen. Alternativen sind: Tyrothricin, Polymyxin (gramnegative Keime) oder Bacitracin, Fusidinsäure (grampositive Keime), Mupirocin (Staphylokokken, Streptokokken)

Mögliche Indikationen für Lokalantibiotika

- Impetigo contagiosa
- eitrige Konjunktivitis, Trachom
- chronische, eitrige Osteomyelitis
  (z. B. Gentamicinkugeln oder -ketten)
- superinfizierte Ekzeme

Merke!

In sehr vielen Fällen kann das Lokalantibiotikum durch Antiseptika (z. B. Betaisodona®-Lösung, Betaisodona®-Salbe, Braunol®) ersetzt werden. Polyvidonjodhaltige Lösungen können bei Lokalapplikation Brennen verursachen. Dies kann durch 1:10- bis 1:100-Verdünnung der Lösung weitgehend verhindert werden, ohne dass dadurch ein erheblicher Wirkungsverlust eintritt. Solange die Lösung nach Applikation braun bleibt, besteht Wirksamkeit. Wird die Lösung durch Wundsekret, Eiter, Blut entfärbt, so bedeutet dies, dass die Lösung unwirksam geworden ist. Eine Resistenzentwicklung gegen polyvidonjodhaltige Präparate ist bisher nicht bekannt. Dagegen beobachtet man bei allen Antibiotika, die vorwiegend lokal eingesetzt werden, eine zunehmende Resistenzentwicklung. Dies gilt auch für Gentamicin (z. B. Refobacin®-Creme). Daher sollte man sich bei der Lokalapplikation im Wesentlichen auf Substanzen beschränken, die bei der parenteralen Therapie keine oder nur eine sehr geringe Indikationsbreite haben, wie z. B. Bacitracin, Tyrothricin, Polymyxin oder Mupirocin.

15 Antibiotika- und Infektionsprophylaxe

◻ **Tabelle 15.1.** Antibiotika- und Infektionsprophylaxe

Erkrankung	Prophylaxe
Endokarditis	
I. Nach rheumatischem Fieber, rheum. Chorea, rheum. Herzvitium (auch bei künstlichen Herzklappen)	Benzathin-Penicillin G i. m. 1,2 Mio I. E. alle 3 Wochen bzw. Penicillin V 600000 I. E./Tag verteilt auf 2 Dosen p. o. bzw. Erythromycin bei Penicillinallergikern (2 × 250 mg/Tag p. o.)[1]
II. Bei kongenitalen Herzvitien[2], künstlichen Herzklappen, Endokarditis in der Vorgeschichte	Schema A oder B (bei Penicillinallergie Schema C)

[1] Mit Karditis: Penicillin G 10 Jahre lang bzw. bis zum Erreichen des 25. Lebensjahres
Ohne Karditis: Penicillin G 5 Jahre lang bzw. bis zum Erreichen des 18. Lebensjahres
[2] Zyanotische kongenitale Vitien, Gefäßprothesen

Bemerkungen

Kinderdosen: 1 × 600000 I.E. Benzathin-Penicillin i.m.
(<25 kg); 1 × 1,2 Mio I.E. i.m. (>25 kg) 1 × /Monat;
2 × 200000 I.E./Tag Penicillin V p.o. (<25 kg); >25 kg wie
Erwachsene. Penicillinallergie: 25 mg Erythromycin, Cefalexin
pro kg/Tag verteilt auf 2 Tagesdosen

Zahneingriffe mit Manipulation der Gingiva bzw. der peri-
apikalen Zahnregion oder Perforation der oralen Mukosa

Respirationstrakt: invasive Eingriffe (Bronchoskopien mit
Biopsie[3], Tonsillektomie, Adenektomie), insbesondere zur
Behandlung von Infektionen (z.B. Abszessdrainage)

Bei Patienten mit Gastrointestinal[4]- oder Urogenitaltrakt-
Infektionen oder zur Verhütung von chirurgischen Infektionen,
einschl. Sepsis: Gabe einer Enterokokken-wirksamen perioperativen Antibiotikaprophylaxe.

Eingriffe am Urogenitaltrakt: Bei Patienten mit Enterokokken-
Harnwegsinfektion Behandlung vor elektivem Eingriff bzw.
Gabe einer Enterokokken-wirksamen perioperativen Anti-
biotikaprophylaxe vor nicht elektivem Eingriff.

---

[3] Keine Endokarditisprophylaxe bei Bronchoskopien ohne
Biopsie
[4] Keine Endokarditisprophylaxe bei Gastro- oder Kolosko-
pien

Tabelle 15.1 (Fortsetzung)

Schema	Erwachsene
Schema A	Amoxicillin 2 g p.o. (>70 kg: 3 g) 1 h vor Eingriff
Schema B	Ampicillin 2 g i.m. oder i.v., 1/2–1 h vor Eingriff
Schema C	Clindamycin 600 mg p.o. oder Cefalexin 2 g, Cefadroxil 2 g, Azithromycin 500 mg, Clarithromycin 500 mg jeweils p.o. 1 h vor Eingriff oder Clindamycin 600 mg i.v. 1/2 h vor Eingriff
	nach Empfehlung der European Society of Cardiology, 2009

Kinder

Amoxicillin 50 mg/kg p. o. 1 h vor Eingriff
oder
< 15 kg: Amoxicillin 0,75 g p. o.; 15–30 kg: Amoxicillin 1,5 g
p. o.; > 30 kg: Amoxicillin 2,0 g p. o. (wie Erwachsene)

Ampicillin 50 mg/kg i. m. oder i. v., 1/2 h vor Eingriff

Clindamycin 20 mg/kg p. o. oder Cefalexin 50 mg/kg,
Cefadroxil 50 mg/kg, Azithromycin 15 mg/kg, Clarithromycin
15 mg/kg jeweils p. o. 1 h vor Eingriff
oder
Clindamycin 20 mg/kg i. v. 1/2 h vor Eingriff

Tabelle 15.1 (Fortsetzung)

Erkrankung	Erreger
Diphtherie	Corynebacterium diphtheriae

Prophylaxe	Bemerkungen
Erwachsene und Kinder >30 kg: 1 × 1,2 Mio I. E. Benzathin-Penicillin G i. m.; Kinder <30 kg: 1 × 600000 I. E. Benzathin-Penicillin G i. m. Bei Penicillinallergie: 40–50 mg/kg/Tag Erythromycin 7 Tage	Antibiotische Prophylaxe für alle engen Kontaktpersonen, unabhängig vom Impfstatus! Zusätzlich: Auffrischimpfung, wenn letzte Impfung länger als 5 Jahre zurückliegt; Grundimmunisierung bei unzureichendem oder fehlendem Impfschutz

Tabelle 15.1 (Fortsetzung)

Erkrankung	Erreger
Haemophilus-influenzae-Exposition	H. influenzae B

Prophylaxe	Bemerkungen
Erwachsene: 1 × 600 mg Rifampicin 4 Tage Kinder: 1 × 20 mg/kg Rifampicin 4 Tage Kinder <1 Monat: 1 × 10 mg/kg Rifampicin 4 Tage	**Haushalt:** Für alle Kontaktpersonen, wenn: – mindestens 1 Kontakt-Kind (< 4 Jahre) ohne (vollständigen) Impfschutz ist, – ein Kleinkind (< 12 Monate) ohne Basis-Impfschutz ist, – ein Kontakt-Kind immunsupprimiert ist (unbhängig von dessen Impfstatus). Wenn alle Kontaktpersonen > 4 Jahre oder mit komplettem Impfschutz, dann keine Prophylaxe. **Kindergarten/Schule:** Für alle Kontaktpersonen, wenn ≥ 2 Fälle innerhalb der letzten 6o Tage aufgetreten und Kinder ohne (vollständigen) Impfschutz sind. Bei Auftreten eines Falles keine Prophylaxe. **Indexpatient:** Prophylaxe, wenn Therapie mit Ampicillin (oder Meropenem) und Alter < 2 Jahre; keine Prophylaxe, wenn Therapie mit Ceftriaxon oder Cefotaxim

Tabelle 15.1 (Fortsetzung)

Erkrankung	Erreger
Harnwegsinfektionen, chron. rezidivierend	Stuhlflora
Meningokokkenexposition	Meningokokken

Prophylaxe	Bemerkungen
▶ Harnwegsinfektion, S. 104	
Erwachsene: 2 × 600 mg Rifampicin p.o. 2 Tage; 1 × 500 mg Ciprofloxacin p.o.; 1 × 500 mg Azithromycin p.o.; 1 × 250 mg Ceftriaxon i.m. Kinder ≥ 1 Monat: 2 × 10 mg/kg Rifampicin p.o. 2 Tage; 1 × 10 mg/kg Azithromycin p.o.; 1 × 125 mg Ceftriaxon i.m. Kinder ≤ 1 Monat: 2 × 5 mg/kg Rifampicin p.o. 2 Tage	Nur bei engen Kontakten (Familie, Kindergarten, Mund-zu-Mund-Beatmung, Intubation, Absaugen usw.) bis 7 Tage vor Auftreten der Erkrankung beim Index-Fall; Prophylaxe 2 Wochen nach Kontakt nicht mehr sinnvoll

Tabelle 15.1 (Fortsetzung)

Erkrankung	Erreger
Neugeborenenkonjunktivitis	Gonokokken, Chlamydien
Peritonitis, spontan bakteriell (SBP)	Enterobakterien, grampos. Kokken, Anaerobier
Pertussis	Bordetella pertussis

Prophylaxe	Bemerkungen
Credé-Prophylaxe (1 % Silbernitrat)	Nur noch bei Risikogruppen
a) Ciprofloxacin 2 × 400 mg i. v. für max. 7 Tage b) Cotrimoxazol (160/800 mg p. o.) für 5 Tage/Woche oder Ciprofloxacin 750 mg p. o./Woche	a) Patienten mit Zirrhose und oberer gastrointestinaler Blutung; b) Patienten mit Zirrhose, Aszites und vorausgegangener SBP
Erwachsene und Kinder: 40–50 mg/kg/ die Erythromycin 14 Tage (max. 2 g/die) Erwachsene: Azithromycin 1 × 500 mg an Tag 1, 1 × 250 mg an Tag 2–5 Kinder < 6 Monate: Azithromycin 1 × 10 mg/kg /die für 5 Tage Kinder > 6 Monate: Azithromycin 1 × 10 mg/kg an Tag 1, dann 1 × 5 mg/kg an Tag 2–5	Alle engen Kontakte, unabhängig von Alter und Impfstatus; Prophylaxe 3 Wochen nach Erkrankungsbeginn nur bei Hochrisikokontakten (Kleinkinder, Schwangere usw.) unbehandelte Patienten sind ca. 4 Wochen kontagiös, behandelte während der ersten 5 Tage Antibiotikatherapie

Tabelle 15.1 (Fortsetzung)

Erkrankung	Erreger
Scharlach	A-Streptokokken
Splenektomie	Pneumokokken; A-Streptokokken, H. influenzae B

Prophylaxe	Bemerkungen
Erwachsene und Kinder >30 kg: 1 × 1,2 Mio I.E. Benzathin-Penicillin G i.m. Kinder <30 kg: 1 × 600000 I.E. Benzathin-Penicillin G i.m. Bei Penicillinallergie: Erythromycin, Oralcephalosporine, Clindamycin 10 Tage	Nur bei Kontaktpersonen mit pos. Rachenabstrich und nur bei Epidemie (Schule, Kindergarten, Kaserne) Rachenabstriche von asymptomatischen Kontaktpersonen nur bei Epidemien
Erwachsene und Kinder >5 Jahre: Penicillin V 2 × 250 mg tgl. Kinder <5 Jahre: Penicillin V 2 × 125 mg/ die oder Amoxicillin 20 mg/kd/die (gleichzeitig H.-influenzae-Prophylaxe) bei Penicillinallergie 4 × 500 mg Erythromycin oder 2 × 500 mg Clarithromycin	*Kinder:* Pneumokokken- und HiB-Impfung: Pneumokokken-Auffrischimpfung alle 6 Jahre; Antibiotikaprophylaxe Kinder < 5 bis zum 5. Lebensjahr, Kinder > 5 für mindestens 1 Jahr nach Splenektomie (ggfs. bis 18. Lebensjahr) *Erwachsene:* Impfung wie Kinder; Penicillin V bei Immunsuppression oder maligner hämatologischer Grunderkrankung; Dauer der Prophylaxe unbekannt (ca. 2 Jahre) Sofort Amoxicillin/Clavulansäure p.o. (Selbstmedikation) bei Anzeichen eines fieberhaften Infektes

Tabelle 15.1 (Fortsetzung)

Erkrankung	Erreger
Staphylokokkenepidemie in Neugeborenenstation oder epidemische Staph.-Wundinfektionen	S. aureus
Syphilis	Treponema pallidum
Tetanus	Clostridium tetani

Prophylaxe	Bemerkungen
Mupirocinsalbe (Turixin®) ca. 5–7 Tage bzw. bis S. aureus aus Nasen-Rachen-Raum eliminiert ist Bei Versagen: erneut Mupirocon topisch und Rifampicin + Fusidinsäure p.o.	Nur bei Staphylococcus aureus pos. Nasen-/Rachenabstrich bei Kontaktpersonen (insbes. Operateure, Pflegepersonal) Suche nach Staphylokokkeninfektion bei Kontaktpersonen. Isoliere infizierte und kolonisierte Patienten; wenn Körperwaschung, dann mit PVP-Jod-Seife oder Octenidin
Benzathin-Penicillin G 2,4 Mio I.E. i.m. einmalige Dosis, Ceftriaxon 1 g/die i.v., i.m. für 8–10 Tage; Azithromycin 1 × 2 g p.o.	Innerhalb von 90 Tagen nach Exposition, allerdings kein sicherer Schutz
250–500 I.E. Tetanus-Immunglobulin i.m. (Kinder und Erwachsene)	Prophylaxe bei Verletzten mit fehlendem oder unzureichendem Impfschutz

Tabelle 15.1 (Fortsetzung)

Erkrankung	Erreger
Tuberkulose	Mycobacterium tuberculosis

Prophylaxe	Bemerkungen
Kinder: INH 10mg/kg/die p.o.; Erwachsene: INH 5mg/kg/die p.o.; Chemoprophylaxe zunächst für 2-3 Monate; wenn Tuberkulin-Konversion nach 3 Monaten, Behandlung auf 9 Monate erweitern (präventive Chemotherapie)	Menschen, die Haushaltskontakte mit an offener TB erkrankten Personen haben. Bei Kindern < 5 Jahren unverzüglich nach radiologischem Ausschluss einer TB tägliche Gabe von INH über 2–3 Monate; altersunabhängig auch bei angeborener, erworbener oder medikamentös induzierter Immunschwäche (Chemoprophylaxe). Bei Kindern > 5 Jahre, Jugendlichen und Erwachsenen < 50 Jahre mit positiver Tuberkulin-Reaktion, unverzüglich nach radiologischem Ausschluss einer TB, fehlendem Hinweis auf INH-Resistenz und fehlender Kontraindikation tägliche Gabe von INH über 9 Monate (präventive Chemotherapie) Bei Erwachsenen > 50 Jahre und bei Vorliegen eines erhöhten Erkrankungsrisikos Überprüfung der Indikation zur präventiven Chemotherapie nach individueller Risikogewichtung (Empfehlungen des Deutschen Zentralkomitees zur Bekämpfung der Tuberkulose; http://www.dzk-tuberkulose.de)

16 Pflanzliche Antibiotika

Natürliche Antibiotika sind ein wichtiger Bestandteil der mikrobiellen Abwehr in den Ökosystemen der Natur. Sie kommen zumeist in Pflanzen vor, die sich mit diesen Stoffen wirkungsvoll gegen Mikroorganismen verteidigen. Ihre Wirkung wird in der Naturheilkunde vom Menschen therapeutisch genutzt. Die Wirkmechanismen pflanzlicher Antibiotika sind vielfach noch unerforscht. Offensichtlich werden aber häufig nicht nur Bakterien, sondern auch Viren und Pilze gehemmt. Nicht selten wird mit ihrer Hilfe auch das Immunsystem stimuliert und/oder moduliert.

Rund 90 % aller Erkältungskrankheiten werden beispielsweise von Viren verursacht, so dass die klassischen Antibiotika hier die Wirkung verfehlen. Bei häufig unnötigem Einsatz klassischer Antibiotika besteht eine erhöhte Gefahr der Resistenzbildung. Die Bakterien verändern sich hierbei so, dass das Antibiotikum nicht mehr wirksam ist. Aktuelle wissenschaftliche Daten belegen, dass bei Personen, die klassische Antibiotika (z. B. Makrolide) einnehmen, die Zahl der resistenten Bakterien um mehr als die Hälfte ansteigt. Selbst nach einem halben Jahr kann die Rate der resistenten Erreger noch erhöht sein. Dies betrifft nicht nur die behandelten Patienten selbst, sondern häufig auch deren Kontaktpersonen. Wenn also bei einem grippalen Infekt gleich zu einem Antibiotikum gegriffen wird, besteht ein akutes Risiko für das Auftreten antimikrobieller Resistenzen.

In diesem Zusammenhang kann der Einsatz pflanzlicher Antibiotika von Vorteil sein. Diese schädigen i. d. R. nicht die mit dem Menschen in Symbiose lebenden, nützlichen Bakterien (z. B. im Darm), und es kommt nicht zu einer Schwächung der allgemeinen Abwehrkräfte. Nicht selten eignen sich pflanzliche Antibiotika zur Vorbeugung (Prophylaxe) von Infektionen, die rezidivierend auftreten, wie z.B. Hals- und Blasenentzündungen. Darüber hinaus fördern die Heilpflanzen und ihre Inhaltsstoffe häufig die Wundheilung und regen die Bildung neuen Gewebes an. Zusätzlich versorgen sie den Körper mit Vitaminen, Mineralstoffen, Spurenelementen und anderen Vitalstoffen. Alle Kreuzblütler (z.B. Meerrettich) und fast alle Liliengewächse (z.B. Knoblauch) enthalten stark antibiotisch wirksame Stoffe, mit denen sich diese Pflanzen vor schädlichen Mikroorganismen schützen. Die antimikrobielle Wirkung ist meist auf die enthaltenen Schwefelverbindungen und ätherischen Öle zurückzuführen. Mit Hilfe moderner Verfahren können die Naturstoffe identifiziert, charakterisiert und für die Therapie nutzbar gemacht werden. Je nach Pflanze sind natürliche Antibiotika in den verschiedensten Darreichungsformen erhältlich, z.B. als Tabletten, Tropfen, Tees, Gels oder Cremes.

Einige bekannte natürliche Antibiotika, ihre Eigenschaften und häufige Anwendungsgebiete sind in ■ Tabelle 16.1 aufgeführt. Bei den gelisteten Handelspräparaten handelt es sich meistens um Kombinationen verschiedener pflanzlicher Zubereitungen.

■**Tabelle 16.1.** Auswahl natürlich-pflanzlicher Antiinfektiva (Handelspräparate)

Cranberry
TUIM Urofemin®
- Hemmung der Adhäsion der Bakterien (v. a. E.coli) an das Urothel der Harnblase durch die Proanthocyanidine. Die Wirkung beginnt etwa 2 Stunden nach Einnahme und hält über 12 Stunden an.
  - zur Prophylaxe und unterstützenden Therapie der Blasenentzündung und Harnwegsinfektionen.

Kamille
Rapako®comp, Escatitona®, Zimpels Erkältungskomplex I, Entzündungstropfen N, Imupret®, Kamillin-Extern-Robugen®, Kamillosan®, Kamistad®N, Matmille® N-Salbe, Parodontal®Mundsalbe, PC30N Lösung usw.)
- antibakteriell, krampflösend, entzündungshemmend, wundheilungsfördernd
  - Haut- und Schleimhautentzündungen (äußere Anwendung), entzündliche Erkrankungen der Luftwege (Inhalationen)

Kapland-Geranie
Umckaloabo®
- hemmt die Anheftung von Krankheitserregern an die Schleimhäute, verstärkt Virenabwehr, schleimlösend
  - akute Bronchitis

Kapuzinerkresse, Meerrettich
Angocin®Anti-Infekt, Nephroselect®M
- antibakteriell (auch gegen einige multiresistente Krankheitserreger), hemmt die Virusvermehrung, wirkt gegen Pilze
  - Atemwegsinfektionen wie Bronchitis, Sinusitis (Nebenhöhlenentzündung) und grippale Infekte, Harnwegsinfekte; kann auch prophylaktisch gegen Infekte eingesetzt werden

Knoblauch, Zwiebel
Muco-cyl Schleimhaut-Complex Ho-Len-Complex® und Ho-Fu-Complex Tropfen

- keimhemmend, senkt Cholesterinspiegel, mild blutdruck-senkend, hemmt Aggregation (Verkleben) der Blutplättchen
  - Vorbeugung von Arterienverkalkung und Thrombose; Anregung der Funktion im Magen-Darm-Trakt, unterstützend bei Bluthochdruck

Koriander
Coritop® Lipolotion

- antimikrobielle Wirkung auf eine Vielzahl von Bakterien- und Pilzspezies
- antiinflammatorische Wirkung im UV-Erythemtest
- sehr gute Verträglichkeit bei topischer Anwendung
  - Hauterkrankungen, infizierte Dermatosen, Neurodermitis

Salbei
Aperisan-Gel, Parodontal®, Salbei Curarina®, Salviathymol®N, Salvysat®Bürger, Zimpels Erkältungskomplex I usw.

- antibakteriell, entzündungshemmend, adstringierend, schweißhemmend
  - Entzündungen im Mund-, Rachenraum und an den Mandeln, Husten, starkes Schwitzen, Wechseljahre

Teebaum
- antibakteriell, wirkt auch gegen Viren und Pilze, entzündungshemmend
  (nur äußerlich anwenden!)
  - Akne, Herpes, Pilzerkrankungen der Haut, Furunkel, Karbunkel, Wunddesinfektion

Thymian

Aspecton®, Biotuss®, Bronchicum®, Bronchipret®, Drosithym®N Bürger, GeloBronchial®, Hustagil®Thymian, Pertussin®, Phytobronchin®, Soledum®, tetesept Erkältungskapseln, Thymian Curarina®, Thymipin®N, Thymiverlan®, Tussamag®, Tussiflorin® usw.

- antibakteriell, antiviral, krampflösend, schleimlösend, verdauungsfördernd
  - Bronchitis, Keuchhusten; Völlegefühl, Blähungen, Appetitlosigkeit; Entzündungen im Mundbereich (Spülung)

17 Wichtige Hygienefragen aus der Praxis

Salmonellendauerausscheider in Schule oder Kindergarten

Frage: Ab wann darf ein asymptomatischer Salmonellendauerausscheider wieder in den Kindergarten, die Schule oder zurück an den Arbeitsplatz?

Antwort: Wenn der Patient wieder gesund ist, also keinen Durchfall mehr hat. Ein Kind wochen- oder gar monatelang zu Hause zu lassen, bis es dann schließlich keine Salmonellen mehr ausscheidet, ist hygienischer und epidemiologischer Unsinn und sehr häufig eine Qual für Eltern und Lehrer, vom Kind ganz abgesehen. Hygienischer Unsinn ist es deswegen, weil man mit relativ einfachen Maßnahmen eine Kreuzinfektion verhindern kann, wenn man erst einmal weiß, dass das Kind Salmonellen ausscheidet. Epidemiologischer Unsinn ist es allein schon deswegen, weil viele Kinder mit nur leichten Durchfällen von ihren Eltern ja überhaupt nicht zum Arzt gebracht werden bzw. viele Ärzte auch trotz Durchfall keine Stuhluntersuchung veranlassen, sodass die meisten Salmonellendurchfallerkrankungen ja überhaupt nicht diagnostiziert werden und somit auch die Mehrzahl der asymptomatischen Salmonellenausscheider unbehelligt Schule oder Kindergarten besuchen.

Was macht man nun mit einem Salmonellenausscheider (Dauerausscheider über viele Jahre gibt es nur bei Salmonella typhi oder paratyphi, nicht bei Enteritissalmonellen)?

Das Kind darf natürlich kein Essen zubereiten, z. B. im Kindergarten keinen Kuchen backen. Es muss sich nach dem Stuhlgang sorgfältig die Hände waschen. Das richtige Händewaschen sollte von der Erzieherin anfangs überwacht und dann später wenigstens gelegentlich kontrolliert werden. Natürlich darf das Kind die Toilette nicht stuhlverschmutzt hinterlassen, auch dies sollte gelegentlich überprüft werden. Gemeinschaftshandtücher sind verboten. Eine Extratoilette ist nicht notwendig, ebenso wenig wie eine routinemäßige Toilettendeckeldesinfektion. Mehr braucht es hygienisch sicher nicht!

Man muss sich immer wieder vor Augen halten, wie eine Salmonellose übertragen wird, nämlich fäkal-oral, d. h. das erkrankte Kind muss eine bestimmte Menge Salmonellen aus seinem Stuhl, meist mit den Händen oder nach Vermehrung in Nahrungsmitteln, in den Mund eines anderen Kindes bringen. Die Möglichkeit eines solchen Übertragungsweges ist im Kindergarten praktisch ausgeschlossen, wenn auf sorgfältiges Händewaschen geachtet wird.

Dementsprechend lautet die Empfehlung des Robert Koch-Instituts (RKI), dass Kinder < 6 Jahren, die Salmonellen ausscheiden, Gemeinschaftseinrichtungen wieder besuchen dürfen, wenn nach ärztlichem Urteil eine Weiterverbreitung nicht mehr zu befürchten ist.

Ein Kind, welches asymptomatisch Salmonellen ausscheidet und noch gelegentlich in die Hose macht, muss allerdings zu Hause bleiben.

Natürlich kann auch Ihr erwachsener Patient, wenn er keinen Durchfall mehr hat, aber immer noch Salmonellen ausscheidet, in der Bank oder in einem anderen Büro, ja sogar in der Klinik (nur nicht bei abwehrgeschwächten Patienten wie z. B. auf Transplantationsstationen, bei Neugeborenen, auf Intensivstationen) arbeiten. Lediglich im Lebensmittelgewerbe darf er nicht tätig werden, solange er Salmonellen ausscheidet. Gesundheitsämter, die sich mit der hier geschilderten Praxis nicht anfreunden können, sollten sich bei anderen Gesundheitsämtern mit fortschrittlicher Meinung, z. B. dem Landesgesundheitsamt in Stuttgart, erkundigen. Im Kindergarten der Universitätsklinik Freiburg funktioniert diese Praxis schon seit Jahren reibungslos.

Scharlach in Schule und Kindergarten

Frage: Was ist bei angeblichen oder wirklichen Scharlachepidemien zu tun?

Antwort: Im Kindergarten und in der Schule ist Scharlach ausgebrochen! Mit dieser Information hat man schon ganzen Legionen von Eltern und Lehrern, v. a. aber Erzieherinnen Angst und Schrecken eingejagt. In vielen Fällen stimmt die Information überhaupt nicht. Denn ein Kind mit hochrotem Kopf wegen Fieber, positivem Rachenabstrich und geschwollenen Halslymphknoten hat noch lange nicht Scharlach. Scharlach wird von speziellen toxinproduzierenden A-Streptokokken-Stämmen verursacht und ein Einzelfall ist noch lange kein Ausbruch. Erst wenn kurz hintereinander mehrere Fälle von Scharlach in einer Schule oder im Kindergarten auftreten, sollte man von einer Epidemie sprechen. Nur im Fall einer wirklichen Scharlachepidemie sind folgende Maßnahmen notwendig: Rachenabstriche von engen Kontaktpersonen (z. B. Familie, Spielkameraden, Kindergartengruppe, Klassenkameraden). 10-tägige Penicillinbehandlung (bei Penicillinallergie Erythromycin) der Erkrankten, aber auch der asymptomatischen Keimträger. Nach 24 Stunden Therapie sind beide nicht mehr ansteckungsfähig, d. h. das erkrankte Kind kann dann für die jeweilige Gemeinschaftseinrichtung – auch ohne schriftliches ärztliches Attest – wieder zugelassen werden. 3–4 Tage nach Beendigung der Therapie Kontrollabstriche, die dann noch positiven Keimträger mit Clindamycin oder einem oralen Cephalosporin nachbehandeln, nicht wiederum Penicillin verwenden, da möglicherweise penicillinasebildende Keime im Rachen das Penicillin abbauen, was die Ursache für das Rezidiv sein könnte.

Machen Sie bitte unter keinen Umständen bei einer normalen Streptokokkenangina, auch wenn sie noch so schwer verläuft, einen „Kontrollabstrich", d.h. einen Abstrich nach Beendigung der Therapie. Bis zu 20 % der ordnungsgemäß behandelten Patienten können im Kontrollrachenabstrich noch positiv sein, ohne dass dies irgendeine infektiologische oder epidemiologische Konsequenz hätte. Je mehr Kontrollabstriche Sie bei normaler Angina machen, umso häufiger finden Sie natürlich irrelevante positive Rachenabstriche.

Wiederzulassung von Kindern mit Kopflausbefall zu Gemeinschaftseinrichtungen

Frage: Als Kinderarzt liege ich ständig im Streit mit dem hiesigen Gesundheitsamt, das fordert, dass Kinder mit Kopflausbefall erst wieder zur Schule bzw. zum Kindergarten zugelassen werden dürfen, wenn sie nissenfrei sind. Das bedeutet aber oftmals eine Abwesenheit der Kinder über mindestens 1–2 Wochen. In manchen Fällen waren Kinder auch erst nach mehreren Wochen letztlich nissenfrei. Ist „Nissenfreiheit" denn wirklich eine Voraussetzung zur Wiederzulassung von Kindern in Gemeinschaftseinrichtungen?

Antwort: Nach § 34 Abs. 1 IfSG (Infektionsschutzgesetz) dürfen Kinder nach Kopflausbefall zum Kindergarten wieder zugelassen werden, wenn „nach dem Urteil des behandelnden Arztes eine Weiterverbreitung der Verlausung durch sie nicht mehr zu befürchten ist". In den „Empfehlungen (des Robert-Koch-Instituts) für die Wiederzulassung in Schulen und sonstigen Gemeinschaftseinrichtungen" (Bundesgesundheitsblatt 44 [2001]: 830-843) steht, dass eine Wiederzulassung „nach erfolgreicher Behandlung" stattfinden soll.

Von „Nissenfreiheit" ist weder im IfSG noch in den Empfehlungen des RKI die Rede.

Von einer erfolgreichen Behandlung kann ausgegangen werden, wenn 24 Stunden nach Applikation eines geeigneten

Mittels (z. B. Pyrethrum) keine lebenden Kopfläuse mehr zu entdecken sind.

Bei Präparaten, die eine Kombination aus Pyrethrum, Piperonylbutoxid, Chlorcresol und Diethylenglykol enthalten, muss die Anwendung nach 7–10 Tagen wiederholt werden, da die Wirkung auf Lauseier nur sehr gering ausgeprägt ist (neu schlüpfende Larven aus verbliebenen Nissen). Danach ist die Behandlung abgeschlossen. Mit Pyrethrum (InfectoPedicul®) genügt in der Regel eine einzige Anwendung, da dieses Mittel auch Nissen abtötend wirkt und zudem durch seinen Retardeffekt auf nachschlüpfende Nissen wirkt. Für Medizinprodukte, die Kokosöle oder Silikone enthalten und Läuse angeblich ersticken können, gibt es keine Studien, die Wirksamkeit ausreichend belegen. Darüber hinaus muss natürlich auch auf eine genügende „Umgebungshygiene" geachtet werden (Wechsel und Waschen der Bettwäsche etc.), ebenso wie auf die sachgerechte Anwendung des eingesetzten Therapeutikums. Nissen müssen mit einem sog. Nissenkamm mechanisch entfernt werden.

Nach erfolgter Behandlung sind die Kinder allerdings nicht immer „nissenfrei". Die Forderung nach Nissenfreiheit hat jedoch keinerlei Einfluss auf die Kontrolle der Kopflausausbreitung. Nissen, die weiter außen am Haar liegen, sind meist leer. Sie zu entfernen, hat keinerlei Effekt (aus ästhetischen Gründen natürlich sinnvoll). Nissen, die dicht an der Kopfhaut liegen, enthalten evtl. noch Larven (diese Nissen können übrigens mit einem Nissenkamm gar nicht entfernt werden). Doch auch diese Nissen spielen in der Ausbreitung von Kopfläusen in der Praxis keine Rolle.

Wir empfehlen daher folgendes Vorgehen: Nach adäquater Therapie und entsprechender „Umgebungshygiene" kann ein Kind nach Kopflausbefall wieder zur Schule oder zum Kindergarten zugelassen werden, auch wenn sich noch Nissen im Kopfhaar finden. Solche Kinder sollten lediglich weiter auf Kopflausbefall untersucht, also engmaschig kontrolliert werden.

Das Robert Koch-Institut empfiehlt in seinem Merkblatt für Ärzte „Kopflausbefall" (www.rki.de), die Nissen mit Haarspülung und Läusekamm auszukämmen. Haare mit hartnäckig anhaftenden Nissen sollten nahe der Wurzel abgeschnitten werden. Eine eher zeitaufwändige, aber effektive Methode.

Was mache ich mit meinem infektiösen Praxismüll oder so genanntem Sondermüll?

Frage: Was mache ich mit meinem infektiösen Praxismüll oder so genanntem Sondermüll? Ist es sinnvoll, diesen Müll aus meiner Praxis von einem Spezialunternehmen entsorgen zu lassen?

Antwort: Erst einmal ganz ruhig bleiben und fragen, was ist überhaupt infektiöser Praxismüll?

1. Nur Müll von einem Patienten mit einer meldepflichtigen Erkrankung kann infektiös sein. Viel wichtiger ist aber:
2. Von diesem Müll muss dann auch noch eine Infektionsgefahr ausgehen. Beispiel: Die Stuhlwindel eines Salmonellenkindes ist sicher infektiös, aber die Papierunterlage, auf der das Kind lag, ist nicht infektiös, es sei denn, sie wurde mit Stuhl kontaminiert. Mit anderen Worten: In einer ärztlichen Praxis fallen pro Jahr vielleicht einige Kilogramm infektiösen Mülls an.

Etwas anders liegt der Fall, wenn in einer Praxis auch Bakteriologie gemacht wird. Grundsätzlich gilt jeder Müll aus einem bakteriologischen Labor als infektiös, auch wenn viele der Platten bekanntlich steril bleiben. Die gesamten Nährmedien und Nährböden aus einem bakteriologischen Labor müssen somit vor der Entsorgung autoklaviert werden, danach können sie in den normalen Hausmüll. Im Fachhandel gibt es Beutel, welche flüssigkeitsdicht, aber dampfpermeabel sind.
Spitze und scharfe Gegenstände dürfen nur dann noch dem normalen Hausmüll zugegeben werden, wenn sichergestellt

werden kann, dass diese nicht frei werden, sprich, dass bei der Verdichtung des Abfalls die Kanülenentsorgungsbehältnisse nicht zerstört werden. Weiterhin muss garantiert werden, dass die Abfälle nicht manuell sortiert werden. Dieses gilt auch für verschmutzte Verbände und blutgefüllte Röhrchen. Es ist wiederholt wissenschaftlich nachgewiesen worden, dass Müll aus ärztlichen Praxen nicht mehr Keime enthält als Hausmüll, eher das Gegenteil ist der Fall. Die Mehrzahl der salmonellenkontaminierten Stuhlwindeln landen im Übrigen ebenfalls im Hausmüll, u. a. deswegen, weil bekanntlich die meisten Salmonellendurchfallerkrankungen als solche überhaupt nicht diagnostiziert werden, v. a. wenn sie leicht verlaufen und deswegen die Patienten überhaupt nicht zum Arzt gehen.

Teppichboden in der Praxis

Frage: Darf ich in meiner Praxis auch Teppichböden verlegen lassen?

Antwort: Selbstverständlich dürfen Sie das! Es gibt keine hygienischen Gründe, Teppichböden zu verbieten, zumal mittlerweile ausreichend untersucht ist, dass vom Fußboden praktisch keine Infektionsgefahr ausgeht. In den USA werden sogar Intensivstationen mit Teppich ausgelegt. Allerdings sind wegen der leichteren Reinigung, der geringeren Verfleckung und der besseren Möglichkeit einer gezielten Desinfektion andere Bodenbeläge zu bevorzugen.

Praxiswäsche

Frage: Muss Praxiswäsche einschließlich Berufskleidung und Schutzkittel desinfizierend gewaschen werden?

Antwort: Für nicht-kontaminierte Praxiswäsche und Berufskleidung müssen keine speziellen Desinfektionsmittel oder Waschverfahren eingesetzt werden. Sparen Sie sich also jedes Hygienewaschmittel, Hygieneweichspüler oder was sonst noch angeboten wird. Die Keimzahl in der Praxiswäsche muss natürlich so weit reduziert werden, dass nach dem Waschen keine Infektionsgefahr mehr besteht. Dies leisten aber praktisch alle Haushaltswaschprogramme. Kochen ist nicht notwendig, 60 °C sind ausreichend. Die meisten Waschmittel haben aufgrund ihrer starken Detergenzienwirkung einen Bakterien tötenden Effekt, außerdem wird die Wäsche so häufig gespült, dass allein schon der Verdünnungseffekt in den meisten Fällen ausreicht, die Keimzahl in der Wäsche so weit zu reduzieren, dass kein infektiöses Inokulum mehr übrig bleibt. Kontaminierte Praxiswäsche und Schutzkittel sollten von einer zertifizierten Wäscherei aufbereitet werden.

Unnötige Desinfektionsmaßnahmen

Frage: Fast jeden Monat kommen ein oder zwei Vertreter in meine Praxis, um mir natürlich ausschließlich mit ihren Präparaten bestückte Hygienepläne für die ärztliche Praxis anzubieten. Muss ich in meiner Praxis tatsächlich einen solchen Hygieneplan haben und muss ich tatsächlich, wie es in den meisten dieser Hygienepläne steht, die Toiletten, den Fußboden, das Waschbecken usw. desinfizieren?

Antwort: Ja, Sie müssen einen Hygieneplan haben, und nein, Sie müssen sicher niemals routinemäßig Toiletten, Fußböden oder Waschbecken desinfizieren. Für die genannten Flächen genügt ein umweltfreundlicher Haushaltsreiniger. Flächen, die mit potenziell infektösem Material kontaminiert sind, müssen selbstverständlich gezielt desinfiziert werden. (▶ Desinfektionsplan, S. 182).

Desinfektion von Einmalhandschuhen

Frage: In meiner Praxis verbrauchen wir – meine Arzthelferinnen und ich – täglich gut und gerne zwischen 50 und 70 Paar Einmalhandschuhe. Das ist natürlich ein enormer Kostenfaktor. Nun habe ich gehört, dass man Einmalhandschuhe gut desinfizieren kann. Stimmt das? Und ist das erlaubt?

Antwort: Grundsätzlich empfehlen wir, Einmalhandschuhe sowohl zwischen Tätigkeiten an verschiedenen Patienten, als auch zwischen Tätigkeiten unterschiedlicher Kontaminationsgrade beim gleichen Patienten zu wechseln. In vielen Untersuchungen konnte zwar gezeigt werden, dass Latexhandschuhe prinzipiell recht gut desinfizierbar sein können. Das Problem liegt jedoch darin, dass man derzeit für die gängigen Typen von Latexhandschuhen nicht sagen kann, inwieweit die Perforationsrate durch Einwirkung des Händedesinfektionsmittels erhöht wird. Und auch die Tätigkeit an sich ist, je nach mechanischer Beanspruchung des Handschuhs, mit dem Risiko von Mikroperforationen behaftet. Bei der derzeitigen Datenlage halten wir es deshalb nicht für gerechtfertigt, eine Empfehlung zur Desinfektion von Latexhandschuhen auszusprechen. Ausnahmen könnten Tätigkeiten sein, bei denen es zu einer minimalen mechanischen Belastung des Handschuhs gekommen ist. Es gibt auch Produkte, die vom Hersteller diesbezüglich getestet und für eine bestimmte Anzahl von Desinfektionszyklen freigegeben wurden. Unabhängig von der Desinfizierbarkeit der Handschuhe ist jedoch zu beachten, dass die Perforationshäufigkeit in Abhängigkeit von der Dauer der mechanischen Beanspruchung zunimmt, und die Handschuhe daher ausreichend häufig gewechselt werden müssen.

Wasserfilter und Luftreiniger?

Frage: Von meinen Patienten werde ich immer wieder gefragt, ob Haushaltswasserfilter sinnvoll sind und insbesondere die Qualität von Leitungswasser verbessern. In letzter Zeit erhalte ich auch zunehmend Werbung, so genannte Luftreinigungs- geräte meinen Patienten mit chronischen Lungenerkrankun- gen und insbesondere Pollenallergie zu verordnen.

Antwort: Die Qualität des deutschen Leitungswassers ist die beste in der ganzen Welt. Es gibt kein Lebensmittel, das so intensiv, sorgfältig und häufig überwacht wird wie Leitungs- wasser. Die Furcht vor Leitungswasser ist vollkommen un- begründet, sie wird natürlich von einer interessierten Industrie gefördert, u. a. auch von den Mineralwasserherstellern. Das Institut für Boden-, Wasser- und Lufthygiene, früher Bundes- gesundheitsamt, jetzt Teil des Umweltbundesamtes, sämtli- che Verbraucherschutzorganisationen und die Stiftung Wa- rentest sind sich darin einig, dass Haushaltswasserfilter über- flüssig sind. Ganz im Gegenteil. Durch die meisten Wasserfil- ter wird die hygienische Qualität des Trinkwassers erheblich verschlechtert. Ebenso wenig zu empfehlen sind so genannte Luftreinigungsgeräte. Sie versprechen zwar, 100 % der Pollen aus der Luft zu entfernen, diese Behauptung ist jedoch wis- senschaftlich nicht belegt. Die Untersuchungen mit diesem Gerät wurden außerdem unter Versuchsbedingungen durch- geführt, die denen eines Aufenthaltsraums oder Schlafzim- mers für einen Allergiker überhaupt nicht entsprechen. Keines der bisher auf dem Markt befindlichen Luftreinigungsgeräte ist aus umweltmedizinischen oder umwelthygienischen Grün- den zu empfehlen.

Technik des Verbandwechsel

Frage: Manche meiner Patienten, die von einem ambulanten Pflegedienst versorgt werden, haben sezernierende Wunden, meist Ulzera auf dem Boden einer arteriellen Verschlusskrankheit, eines Diabetes mellitus oder einer chronischen venösen Insuffizienz. Neben Fragen nach einer adäquaten Therapie (Einsatz von Lokalantibiotika?) werde ich auch immer wieder nach der Häufigkeit und der korrekten Technik eines Verbandwechsels gefragt. Welche Empfehlungen kann ich geben?

Antwort: Auf den von Ihnen beschriebenen sezernierenden Wunden finden sich im Allgemeinen die Mikroorganismen der Umgebung (z. B. S. aureus, Ps. aeruginosa, Streptokokken, Anaerobier). Diese werden am wirksamsten bekämpft, wenn die Blutzirkulation so gut wie möglich wiederhergestellt bzw. so wenig wie möglich behindert wird (u. a. durch richtig sitzende [Kompressions]Verbände). Lokalantibiotika sind kontraindiziert, weil die Patienten eine ungewöhnlich hohe Sensibilisierungsquote haben.

Die Wunden selbst erfordern einen regelrechten Wundverband, der *nach Bedarf* gewechselt werden sollte. Dabei sollte unbedingt verhindert werden, dass ein Patient einen durchnässten Verband trägt, da dadurch zum einen sein Umfeld und zum anderen seine Wunde durch exogene Erreger kontaminiert werden kann. Ein festes Intervall für den Verbandwechsel gibt es also nicht. Ein Verband sollte immer dann gewechselt werden – und dies gilt grundsätzlich für alle Verbände – wenn er feucht, schmutzig oder lose ist.

Wir empfehlen beim Verbandwechsel derartiger Wunden folgende hygienische Maßnahmen:

- Händedesinfektion (30 s)
- bei ausgedehnten infizierten Wunden Schutzkittel oder Schürze anziehen
- Verband mit Einmalhandschuhen (unsteril) vorsichtig entfernen und beides sofort entsorgen
- Händedesinfektion

- Einmalhandschuhe anziehen und Wunde säubern und ggf. mit antiseptischen Dermatologika behandeln
- anschließend Handschuhe ausziehen und entsorgen
- abschließende Händedesinfektion

Es sollte beim Verbandwechsel möglichst zu zweit und bei allen Wunden stets mit der sog. No-Touch-Technik gearbeitet werden, sodass sterile Handschuhe (u. a. eine Kostenfrage) in der Regel nicht erforderlich sind.

Atem- und Inhalationstherapie im häuslichen Bereich

Frage: Welche Anforderungen – unter dem Gesichtspunkt der Hygiene – sind an Geräte der Atem- und Inhalationstherapie im häuslichen Bereich zu stellen?

Antwort: Die Geräte zur Atem- und Inhalationstherapie für den häuslichen Bereich müssen einfach zu bedienen sein. Ihre wasserführenden Teile müssen leicht zu reinigen und zu desinfizieren sein, wobei für den Haushalt keine chemische (bei Raumtemperatur), sondern nur eine thermische Desinfektion in Frage kommt, sodass die Geräte oder deren Teile bei häufiger Anwendung von Temperaturen bis 65 °C keinen Schaden nehmen dürfen. Für die Wiederaufbereitung der wasserführenden Teile der Geräte ist beispielsweise das 65 °C-Langzeitprogramm von Haushaltsgeschirrspülmaschinen ausreichend. Die wasserführenden Teile müssen außerdem so konstruiert sein, dass sie nach der thermischen Wiederaufbereitung manuell leicht getrocknet werden können, sofern noch Restflüssigkeit verbleibt. Die Aufbewahrung muss unbedingt trocken und staubfrei erfolgen.

Die zur Atem- und Inhalationstherapie verwendete Flüssigkeit muss frei von vegetativen (lebenden) Keimen sein, die Atemweginfektionen hervorrufen können. Zu diesem Zweck kann entweder steriles Wasser verwendet werden oder Wasser, das durch 3- bis 5-minütiges Abkochen frei von vegetativen Keimen gemacht wurde. Dabei kann immer die kostengünstigste Variante gewählt werden.

Geräte, die eine spezielle Patientenschulung benötigen, sollten nicht eingesetzt werden, weil erfahrungsgemäß trotz Patientenschulung bei der Wiederaufbereitung im Haushalt zahlreiche hygienische Fehler gemacht werden. Die Bedienungsanleitung muss leicht verständlich sein und klare Anweisungen enthalten, wie das Gerät im Haushalt thermisch aufzubereiten ist und anschließend aufbewahrt werden muss. Von einer chemischen Desinfektion im Haushalt wird aus infektionshygienischen und ökologischen Gründen abgeraten.

Umgang mit Magensonden und Sondennahrung im häuslichen Bereich

Frage: Im Rahmen der hausärztlichen Betreuung von Patienten, die aus den verschiedensten Gründen künstlich ernährt werden müssen, werde ich von ambulanten Pflegediensten immer wieder nach Regeln im Umgang mit Magensonden, perkutaner endoskopischer Gastrostomie (PEG) und Sondennahrung gefragt. Welche Vorgaben müssen von hygienischer Seite eingehalten werden, um das Infektionsrisiko für den Patienten zu minimieren?

Antwort: Bei der enteralen Ernährung ergeben sich aus verschiedenen Gründen hohe Ansprüche an die Hygiene, um Infektionen zu vermeiden. *Lokale* Infektionen müssen beim Legen und bei der Pflege von Ernährungssonden (Nasensonde/perkutane Ernährungssonde) verhindert werden. Ferner stellt Sondennahrung ein hervorragendes Nährmedium für Bakterien und Pilze dar; daher muss die *Kontamination der Sondennahrung* bei der Herstellung und Applikation vermieden werden. Es kommt hinzu, dass die natürliche Barriere des sauren Magen-pH eingeschränkt sein kann (Säureblocker, Zustand nach Magenresektion, schnelle Passage der Sondenkost durch den Magen etc.).

Für die Pflege der *transnasalen Sonde* müssen folgende Dinge beachtet werden:

- hygienische Händedesinfektion (mindestens 30 s)
- Materialien (Seife, sauberer Waschlappen, Wattestäbchen oder Zellstofftuch, Nasensalbe, Pflaster, Schere) vorbereiten
- altes Pflaster entfernen
- Haut und Magensonde mit warmem Wasser und Seife reinigen und abtrocknen
- Naseneingang mit Wattestäbchen oder Zellstofftuch und warmem Wasser reinigen
- anschließend neues Pflaster fixieren (hautfreundliches Pflaster verwenden, nicht immer an derselben Stelle anbringen)
- Nasenflügel innen und außen mit fetthaltiger Nasensalbe pflegen

Der Verbandswechsel der *PEG-Sonde* sollte bis zur Abheilung der Einstichstelle nach ca. 7–10 Tagen täglich durchgeführt werden, danach alle 2–3 Tage oder bei Bedarf (z. B. Verschmutzung). Das Vorgehen sieht dabei folgendermaßen aus:

- hygienische Händedesinfektion (mindestens 30 s)
- Materialien (Hautdesinfektionsmittel, Mulltupfer, sterile Schlitzkompresse, Schere, Pflaster) vorrichten
- alten Verband vorsichtig entfernen
- Wischdesinfektion (großzügig um die Einstichstelle) mit sterilem Tupfer durchführen
- Schlitzkompresse um Sonde legen
- Pflasterverband anlegen

Die Einstichstelle sollte täglich auf Zeichen einer Entzündung kontrolliert werden. Gegebenenfalls muss die Frequenz des Verbandswechsels wieder erhöht werden.

Im Hinblick auf die *Sondenkostnahrung* ist folgendes zu beachten:

Aus hygienischer Sicht ist die industriell hergestellte Sondennahrung in Fertigbeuteln oder Flaschen gegenüber der Pulvernahrung zu favorisieren, da sie nach Herstellung erhitzt wird und somit steril ist. Demgegenüber wurden im Pulver in mehreren Untersuchungen Bakterien nachgewiesen.

Die Verabreichung von Sondenkost über eine Blasenspritze sollte weitestgehend vermieden werden, da sie mit der höchsten Kontaminationsgefahr verbunden ist. Wird dennoch eine Spritze verwendet, so sollte sie nach jedem Gebrauch zumindest in der Geschirrspülmaschine aufbereitet werden.

Sterile Sondennahrung in Fertigbeuteln oder Flaschen mit Flaschenadapter-System können max. 24 h hängen bleiben. Der leere Behälter und das Überleitungssystem werden gleichzeitig entsorgt. Ob eine längere Hängezeit des Überleitungssystems (bis 72 h) möglich ist, ist bislang noch nicht untersucht. Theoretische Überlegungen und Analogieschlüsse (Wechsel von Systemen in der i. v.-Therapie) sprechen eher für die Möglichkeit einer Ausweitung des Wechselintervalls auf über 24 h.

Sterile Sondennahrung, die nicht unmittelbar nach dem Öffnen an das Überleitungssystem angeschlossen wird (z. B. Flaschennahrung, die in Nahrungsbeutel umgefüllt wird) bzw. *nicht-sterile Sondennahrung* muss über max. 8 h verabreicht werden. Angebrochene Sondenkostbehälter können – mit Datum und der Uhrzeit versehen – im Kühlschrank bei ≤4 °C max. 24 h aufbewahrt werden. Solange mehrmals täglich nur kleine Mengen Sondennahrung gegeben werden (z. B. in der Aufbauphase) sollte das Sondensystem möglichst nicht diskonnektiert werden. Darüber hinaus sollte mit abgekochtem Wasser oder Tee nachgespült werden. Bei kurzfristiger Unterbrechung bzw. nach Beenden der Nahrungszufuhr werden die Anschlussstellen des Überleitungssystems und der Magensonde mit einer sauberen, trockenen Verschlusskappe geschützt.

Hautdesinfektion vor Insulininjektion?

Frage: Muss in der Praxis und in der häuslichen Pflege generell eine Hautdesinfektion vor Insulininjektion vorgenommen werden?

Antwort: Aus hygienischen Gründen nein, aus forensischen Gründen ja. Wenn Sie vor Insulininjektionen keine Hautdesinfektion vornehmen und es kommt zu einer infektiösen Komplikation, z. B. Spritzenabszess, sind Sie dran! Wenn Sie also selbst bei Ihren Patienten eine Insulininjektion durchführen, sollten Sie vorher eine Hautdesinfektion machen, wobei die Mindesteinwirkungszeit 30 s beträgt. Wenn Ihr Patient eine Insulininjektion vornimmt, muss er keine Hautdesinfektion machen, denn er verwendet seine eigene Spritze, ggf. sogar seine eigene Nadel, und das Risiko einer Infektion bei Selbstinjektion ist kleiner als 1:20000.

Vorrichten von Medikamenten

Frage: Meine Arzthelferinnen richten manchmal Infusionen (z. B. mit Vitaminen, aber auch Antibiotika), abends bevor sie nach Hause gehen für den nächsten Morgen, da die Infusionspatienten als erste einbestellt werden. Auch angebrochene Heparin- und Insulinampullen/Mehrdosisbehälter werden im Kühlschrank aufbewahrt (beschriftet). Dürfen wir das so machen?

Antwort: Intravenös zu verabreichende Medikamente sollten so kurz wie möglich vor deren Applikation aufgezogen werden. Das routinemäßige Vorrichten von Medikamenten und Infusionen am Vorabend, selbst wenn diese ordnungsgemäß gekühlt mit Datum und Uhrzeit versehen innerhalb von 24 h verabreicht werden, entspricht *nicht* unseren Empfehlungen. Auch bei Notfallmedikamenten sollte zunächst überprüft werden, ob sie nicht steril verpackt bereitgehalten werden können. Selbstverständlich bleibt davon die medizinisch indizierte Bereithaltung von Notfallmedikamenten bei kardio-pulmonal instabilen und vital gefährdeten Patienten unberührt (Katecholamine, Notfallsektio-Set). In diesen Fällen ist bei der Abwägung zwischen zeitgerechter Notfallversorgung und maximaler hygienischer Sicherheit die Schnelligkeit bei der Notfallversorgung entscheidend.

Aufgezogene Spritzen müssen grundsätzlich mit einem sterilen Stöpsel oder einer frischen Kanüle verschlossen werden.

Blasendauerkatheter

Frage: Viele der von mir betreuten Patienten in einem Altersheim haben einen transurethralen Dauerkatheter. Fast jeder bekommt über kurz oder lang einen Harnweginfekt. Kann ich dies in manchen Fällen verhindern, z. B. durch häufigeren Wechsel des Katheters?

Antwort: Eine Bakteriurie und in ihrem Gefolge einen Harnweginfekt kann man bei Patienten, die über einen langen Zeitraum (über 30 Tage) einen Blasendauerkatheter haben, nicht 100 %ig verhindern. Man kann aber trotzdem das Risiko und damit die Anzahl der Episoden verringern. Allerdings nicht mit einem fixen Katheterwechselintervall. Ein Blasenkatheter sollte so lange liegen bleiben, wie er funktionstüchtig ist, und erst gewechselt werden, wenn er verstopft ist bzw. immer wieder obstruiert, sodass Spülungen notwendig werden (dies alles natürlich unter der Voraussetzung, dass ein Blasendauerkatheter überhaupt notwendig ist, denn die effektivste Art, eine katheterassoziierte Harnweginfektion zu verhindern, ist, keinen Katheter zu legen). Die Lebensdauer eines Blasenkatheters kann durchaus 4–6 Wochen betragen. Gerade bei langzeitkatheterisierten Patienten bietet es sich an, Silikonkatheter zu verwenden; diese sind zwar teuer, neigen aber weniger zu Inkrustierungen; auch Urethrastrikturen (bei Männern) sind seltener als bei Latexkathetern. Ansonsten sind die wichtigsten Maßnahmen zur Prävention einer Harnweginfektion bei den von Ihnen genannten Patienten die folgenden (in Stichworten):

- Händedesinfektion (mindestens 30 s lang) vor und nach jeder Manipulation am Katheter
- unnötige Manipulationen am Kathetersystem vermeiden
- Benutzung von geschlossenen Drainagesystemen, die nie diskonnektiert werden dürfen (bei versehentlicher Diskonnektion: Desinfektion der Konnektionsstelle und Wechsel des Drainagebeutels)
- Meatuspflege im Rahmen der täglichen Körperpflege nur bei Verschmutzung und dann nur mit Wasser und Seife (d.h. keine antimikrobiellen Waschlotionen oder ähnliches)
- Blasenspülungen sind kontraindiziert (einzige Ausnahme ist die drohende Obstruktion eines Katheters; dann sollte man allerdings nur mit steriler Kochsalzlösung spülen, also nicht mit Antiseptika; verstopft der Katheter immer wieder, sollte er gewechselt werden)
- keine Antibiotikaprophylaxe (Resistenzentwicklung!)
- Antibiotika oder Antiseptika sollten nicht in den Drainagebeutel gegeben werden.

MRSA in Alten- und Pflegeheimen

Frage: Ich betreue viele Patienten in mehreren Alten- bzw. Pflegeheimen. Immer öfter kommt es vor, dass Heimbewohner nach längeren Krankenhausaufenthalten mit dem „Befund: MRSA" zurück ins Heim kommen. Das Altenpflegepersonal ist mittlerweile verunsichert. Wie gefährlich sind denn diese Keime? Welche Gefahr besteht für das Personal? Welche für die Heimbewohner?

Antwort: Als Erstes ist zu sagen, dass methicillin(= oxacillin)-resistente S. aureus (MRSA) nicht virulenter sind als andere S.-aureus-Stämme. Die Gefahr, die von ihnen ausgeht, beruht also nicht in einem bestimmten Virulenzfaktor, sondern in der

Tatsache der multiplen Resistenzen, die als einzig wirksames Antibiotikum nur noch Reservemittel übrig lassen. Damit ist die Frage nach den Risiken für das Personal in der Pflege MRSA-kolonisierter oder -infizierter Patienten beantwortet: Die Gefahr liegt darin, dass das *Personal als Überträger* für MRSA fungiert. Gefahr für die Gesundheit besteht bei schwer kranken, multimorbiden Heimbewohnern, besonders für diejenigen, an denen zusätzlich invasive Maßnahmen vorgenommen wurden/werden (Harnwegkatheter, Magensonden etc.), da diese Personengruppe ein höheres Risiko für eine systemische Infektion mit MRSA hat.

Was also ist zu tun, wenn ein Heimbewohner mit MRSA besiedelt ist? Zunächst einmal muss man sich dessen bewusst sein, dass Übertragungen fast ausschließlich über die Hände (des Personals) stattfinden. Eine gründliche Händedesinfektion vor und nach der Pflege jedes Bewohners ist die erste und wichtigste Hygienemaßnahme. Darüber hinaus ist es notwendig, sich über die MRSA-Besiedelung eines Bewohners einen Überblick zu verschaffen (d. h. Abstriche aus dem Nasenvorhof, dem Rachen, des Perineums und aller Hautläsionen). Liegt eine Besiedelung der Nase vor, besteht die Chance, den Keim am ganzen Körper mittels einer Mupirocintherapie zu eradizieren (Mupirocin ist ein Lokalantibiotikum, das 3-mal täglich für 5 Tage auf die Haut/Schleimhaut des Nasenvorhofs appliziert wird). Allerdings sollte man Mupirocin wirklich nur in der Nase anwenden, nicht beispielsweise auf Hautläsionen. Es empfiehlt sich, während der fünftägigen nasalen Therapie mit Mupirocin zusätzlich alle 2 Tage (oder täglich) eine Ganzkörperwaschung mit octenidinhaltiger Lösung (Verdünnung 1:1), Octenidin-Seife, Chlorhexidin-Seife oder Polyhexamid-Seife unter Einbeziehung der Haare durchzuführen, um Hautbesiedlungen mit MRSA zu beseitigen und eine Rekontamination der Nase zu vermeiden. Auch ein täglicher Wäschewechsel sowie die Desinfektion der Utensilien (Zahnbürste, Haarbürste, Zahnbecher, Gebiss usw.) vermindert dabei das Risiko der erneuten Besiedlung. Eine in einem Alten- bzw. Pflegeheim schwer zu realisierende hygienische Maßnahme ist die Isolierung des Bewohners in einem Einzelzimmer für die Dauer der Kolonisierung. Mittlerweile beträgt die Häufigkeit einer MRSA-Besiedlung in Senioren- und Pflegeheimen 1–2 %. Trotz Eradikationsmaßnahmen kann die Kolonisierung eines Bewohners mit MRSA u. U. mehrere Wochen, Monate oder sogar Jahre dauern. In vielen Fällen wird es schlicht einfach nicht gelingen, den Keim zu eradizieren. Neben der strikten Einhaltung der Händedesinfektion sind deshalb weitere wichtige hygienische Maßnahmen die folgenden (in Stichworten):

- Einmalhandschuhe und Schutzkittel patientenbezogen bei allen Pflegetätigkeiten (Schutzkittel täglich und bei Verschmutzung wechseln)
- Offene besiedelte Wunden müssen sauber verbunden sein
- Eine Händedesinfektion muss nicht nur nach jedem (kolonisierten) Bewohner durchgeführt werden, sondern auch nach jeder Manipulation an einer kolonisierten/infizierten Körperstelle, bevor weitere Tätigkeiten am selben Bewohner vorgenommen werden
- Der Bettwäschewechsel sollte 2-mal wöchentlich erfolgen sowie bei Bedarf (möglichst vorsichtig, damit es nicht zu einem unnötigen Verstreuen von evtl. besiedelten Hautschuppen kommt). Während des Sanierungsversuches mit Mupirocin-Nasensalbe empfiehlt sich ein täglicher Bettwäsche- und Wäschewechsel
- Wäscheabwurf im Zimmer (allerdings keine speziellen Waschverfahren für die Wäsche)
- Sämtlicher Müll wird normal im Hausmüll entsorgt
- Besucher benötigen keine Schutzkittel oder Handschuhe, sollen aber über die Notwendigkeit der Händedesinfektion aufgeklärt werden
- Bei Bewohnern, die eine Pneumonie mit MRSA und einen produktiven Husten haben, ist es sinnvoll bei Pflegetätig-

keiten mit engem körperlichen Kontakt eine Schutzmaske zu tragen
• Täglich sollten die Flächen in der unmittelbaren Umgebung des kolonisierten/infizierten Bewohners desinfiziert werden
• Die Isolierungsmaßnahmen können aufgehoben werden, wenn drei negative Abstrichserien der Nase und der zuvor positiven Körperregionen, die im Abstand von 24 h entnommen wurden, vorliegen. Die erste Abstrichserie sollte frühestens 48 h nach Beendigung der Dekolonisierung mit Mupirocin begonnen werden

Die Forderung, dass MRSA-kolonisierte bzw. -infizierte Bewohner ihr Zimmer wenn möglich nicht verlassen sollten, ist ebenfalls schwer zu realisieren. Schließlich ist es nicht wünschenswert, dass Heimbewohner ihren evtl. letzten Rest an Mobilität noch verlieren. Trotzdem kommt man nicht umhin, im Einzelfall immer wieder neu zu eruieren, wie groß das Risiko ist, dass durch den MRSA-kolonisierten Bewohner eine unkontrollierte Streuung des Keimes in die Umgebung stattfindet, und aufgrund dessen den Umfang der Isolierungsmaßnahmen für den Einzelfall festzulegen.

Ambulantes Operieren

Frage: Ich möchte als niedergelassener Allgemeinchirurg ambulant operieren (in der Hauptsache Hernien-OPs, Appendektomien, Cholezystektomien und andere kleinere bauchchirurgische Eingriffe). Welche Anforderungen werden an die Einrichtung einer ambulanten Operationseinheit gestellt? Muss ich beispielsweise eine raumlufttechnische (RLT-)Anlage installieren lassen?

Antwort: RLT-Anlagen senken zwar die Bakterienkonzentration in der Luft, aber für die postoperative Wundinfektionsrate ist dies zweitrangig, denn nosokomiale Erreger werden so gut wie nie auf dem Luftweg übertragen. Selbst bei großen Im-

plantatoperationen hat die perioperative Antibiotikaprophylaxe mehr Einfluss auf die Infektionsrate als eine RLT-Anlage.
Der Einsatz solcher Anlagen wird lediglich bei der Implan-
tation größerer alloplastischer Materialien für notwendig an-
gesehen (Kommission für Krankenhaushygiene und Infektionsprävention am Robert Koch-Institut: Anforderungen der
Hygiene beim ambulanten Operieren in Krankenhaus und
Praxis; Bundesgesundheitsblatt 1997). Für die von Ihnen ge-
plante ambulante Operationseinheit ist demzufolge nicht
grundsätzlich eine RLT-Anlage zur Reduktion der Luftkeim-
zahl nach DIN 1946 Teil 4 mit endständigem Schwebstofffilter
erforderlich. Wird jedoch aus arbeitsphysiologischen Gründen (v. a. Abführen von Narkosegasen und Raumklima) die In-
stallation einer Klimaanlage im OP gewünscht, so gibt es aus
hygienischen Gründen keine Einwände dagegen; vorausgesetzt, es wird eine Anlage installiert, die die Anforderungen
aus krankenhaushygienischer Sicht erfüllt, d. h. bei der insbesondere sichergestellt ist, dass es nicht zu einem erhöhten
Keimeintrag über die klimatisierte Luft in den OP kommen
kann. Hierbei ist eine zweistufige Filterung, d. h. die Installa-
tion von Filtern der Klasse F 8 oder F 9 in der zweiten Filter-
stufe ausreichend.
Die Belüftung der angrenzenden Räume (OP-Flur, Wasch-
raum etc.) kann durch Überströmen erfolgen. Räume, die
über eine Fensterfront verfügen, können in der Regel auch
über eine Fensterlüftung belüftet werden, sofern vor dem
Fenster keine Möglichkeiten für starke Staubaufwirbelungen
gegeben sind und die Fenster mit feinmaschigen Insekten-
schutzgittern ausgestattet werden. Wichtig ist darauf zu
achten, dass Räume, die klimatisiert werden, nicht gleichzeitig ein offenes Fenster haben. Innen liegende Räume wie
z. B. Toiletten müssen über eine Zwangsentlüftung verfügen.
Für die Infektionsprävention ist von entscheidender Bedeutung, dass diszipliniert gearbeitet wird und die Standard-
hygienemaßnahmen strikt eingehalten werden. Alle Funkti-

onsräume müssen mit Möglichkeiten zum Händewaschen und zur Händedesinfektion ausgestattet sein.

Die Deutsche Krankenhausgesellschaft e. V. (DKG) hat einen Katalog „ambulante Operationen" nach § 115b SGB V (01.01.2009) erarbeitet und die Eingriffe der einzelnen operativ tätigen Fachdisziplinen in Kategorien eingeteilt, wobei die DKG-Kategorie I alle Eingriffe enthält, die in der Regel ambulant erbringbar sind.

Impfungen für medizinisches Personal

Frage: Immer wieder kommen Mitarbeiter einer großen nahe gelegenen Klinik in meine Praxis, um sich z. B. gegen Hepatitis B oder Grippe impfen zu lassen. Dann müssen sie aber die Impfung selbst bezahlen und nicht der Arbeitgeber. Wie ist die rechtliche Situation?

Antwort: Impfungen gehören zu den wirksamsten und wichtigsten präventiven Maßnahmen in der Medizin. Gerade im Krankenhaus, wo die verschiedensten Infektionskrankheiten auf engem Raum auftreten können, spielen sie eine besondere Rolle.

Das unmittelbare Ziel einer Impfung ist es, den Geimpften vor einer Krankheit zu schützen oder deren Verlauf günstig zu beeinflussen.

Im Krankenhaus können Risikobereiche definiert werden, in denen entweder das Personal einem erhöhten Infektionsrisiko gegenüber bestimmten Krankheiten ausgesetzt ist (z. B. Pädiatrie, Infektionsmedizin) oder in denen Patienten besonders gefährdet sind (z. B. Onkologie, Geburtshilfe).

Zur rechtlichen Situation: In Deutschland besteht keine Impfpflicht. Laut Infektionsschutzgesetz sollen die obersten Gesundheitsbehörden der Länder wichtige Impfungen öffentlich empfehlen (Infektionsschutzgesetz [IfSG] § 20 Abs. 3). Dies geschieht auf der Grundlage der Empfehlungen der Ständigen Impfkommission am Robert-Koch-Institut (STIKO), welche regelmäßig aktualisiert werden. Bei durch öffentlich empfohlene Impfungen hervorgerufenen Impfschäden erfolgt eine Versorgung durch die Bundesländer.

So genannte Indikationsimpfungen für medizinisches Personal sind Impfungen aufgrund eines erhöhten beruflichen Risikos. Die Empfehlungen hierzu erfolgen aufgrund einer Gefährdungsbeurteilung entsprechend der Biostoffverordnung und dem berufsgenossenschaftlichen Behandlungsgrundsatz sowie aus hygienischen Gründen. Die Impfungen dienen also einerseits dem Personalschutz, andererseits aber auch dem Schutz der Patienten (z. B. Übertragung von Hepatitis B durch einen HBV-positiven Chirurgen oder Influenza bei immunsupprimierten Patienten).

Der Arbeitgeber ist verpflichtet, die empfohlenen Indikationsimpfungen seinen Mitarbeitern aktiv anzubieten und die Kosten dafür zu übernehmen. Dies wird in der Biostoffverordnung, welche einen rechtsverbindlichen Charakter hat, explizit gefordert (BioStoffV § 15 Abs. 4).

Es ist Aufgabe des Betriebsarztes, den Impfstatus jedes Mitarbeiters zu evaluieren, die je nach Beschäftigungsbereich notwendigen Impfungen zu empfehlen und durchzuführen, gegebenenfalls den Impferfolg zu kontrollieren und zu dokumentieren sowie auf eine rechtzeitige Auffrischung einzelner Impfungen zu achten.

Da insbesondere bei den Kinderkrankheiten (Masern, Mumps, Röteln, Varizellen) die Erhebung des Immunstatus aufgrund der Krankengeschichte oder des Alters recht unzuverlässig ist, sollte das Personal serologisch gescreent werden, um empfängliche Mitarbeiter identifizieren und impfen zu können. Trotz der hohen Mobilität des Personals innerhalb des Krankenhauses erscheint es aus Praktikabilitätsgründen sinnvoll, diejenigen Mitarbeiter zu untersuchen, welche in den genannten Risikobereichen arbeiten.

Im Einzelnen werden von der STIKO folgende Impfungen für medizinisches Personal empfohlen (zusätzlich zu den Impfungen der Kategorie A [= Impfungen mit breiter Anwendung und erheblichem Wert für die Gesundheit der Bevölkerung]):

- *Hepatitis A*: für Personal (inkl. Küchen- und Reinigungspersonal) in der Pädiatrie und Infektionsmedizin
- *Hepatitis B*: für medizinisches und zahnmedizinisches Personal
- *Influenza*: medizinisches Personal
- *Masern, Mumps*: u. a. Personen in Einrichtungen der Pädiatrie
- *Pertussis*: Sofern in den letzten 10 Jahren keine Pertussis-Impfung stattgefunden hat, sollte Personal im Gesundheitsdienst sowie in Gemeinschaftseinrichtungen eine Dosis Pertussis-Impfstoff erhalten
- *Röteln*: Personen in Einrichtungen der Geburtshilfe sowie der Kinder- und Säuglingspflege
- *Varizellen*: medizinische Mitarbeiter der Bereiche Pädiatrie, pädiatrische Onkologie, Schwangerenfürsorge, Betreuung von Immundefizienten

18 Hygiene in der ärztlichen Praxis

Reinigungs- und Desinfektionsplan für die ärztliche Praxis

Was	Wann
Händereinigung	bei Betreten bzw. Verlassen des Arbeitsbereiches, vor und nach Patientenkontakt
Händedesinfektion hygienisch	z. B. *vor* Verbandswechsel, Injektionen, Blutentnahmen, Blasenkatheterlegen und -pflegen *nach* Kontakt mit kontaminiertem Material (bei grober Verschmutzung vorher Hände waschen), *nach* Ausziehen der Handschuhe
Händedesinfektion chirurgisch	vor operativen Eingriffen
Hautdesinfektion	vor Punktionen, bei Verbandswechsel usw. vor chirurgischen Eingriffen, vor Gelenk- oder Lumbalpunktionen

Womit	Wie
Flüssigseife aus Spender	Hände waschen, mit Einmalhandtuch abtrocknen
alkoholisches Händedesinfektionsmittel	Ausreichend Desinfektionsmittel in den Händen verreiben, bis die Hände trocken sind (ca. 30 s); kein Wasser zugeben
alkoholisches Händedesinfektionsmittel	nach dem Waschen 3 min auf Händen und Unterarmen einreiben
alkoholisches Hautdesinfektionsmittel PVP-Jod-Lsg.	sprühen – wischen – sprühen – wischen; Dauer: 30 s
alkoholisches Hautdesinfektionsmittel PVP-Jod-Alkohol-Lsg.	mit sterilen Tupfern mehrmals auftragen und verreiben; Dauer: 3 min

Was	Wann
Schleimhaut-desinfektion	z.B. vor Blasenkatheterlegen
Instrumente/ Inhalationszubehör	nach Gebrauch, mit Hand-schuhen arbeiten
Verbandswagen	1-mal tägl. und nach Kontamination
Trommeln	1-mal tägl. nach Gebrauch ungeöffnet alle 6 Wochen (Filter nach Herstellerangaben ersetzen)
Blutdruckmanschette Kunststoff	nach Kontamination (vor allem mit Blut)
Stoff	
Thermometer	nach Gebrauch
Urometer	nach Gebrauch
Mobiliar, Geräte usw.	1-mal täglich
	nach Kontakt mit infektiösem Material z.B. Blut, Stuhl, etc.

Womit	Wie
PVP-Jod-Lsg., Octenidin	unverdünnt auftragen, Dauer mind. 1 min
automatische Reinigungs- und Desinfektionsmaschine oder:	anschließend ggf. autoklavieren
Instrumentenreiniger	einlegen, abspülen, trocknen, ggf. autoklavieren, *bei Verletzungsgefahr:* zuerst in Instrumentendesinfektionsmittel einlegen
Flächendesinfektionsmittel	mit frischem Tuch abwischen
	autoklavieren (mit Datum versehen)
Alkohol 60–70 %	abreiben
Instrumentenreiniger	einlegen, abspülen, trocknen, dann autoklavieren
Alkohol 60–70 %	abreiben
Instrumentendesinfektionsmittel	einlegen, abspülen, trocken aufbewahren
umweltfreundlicher Allzweckreiniger	mit frischem Tuch abwischen
Flächendesinfektionsmittel	

Was	Wann
Untersuchungsliege	1-mal täglich
	nach Kontamination mit infektiösem Material
Wäsche, Schutzkleidung	nach Gebrauch
Waschbecken	1-mal täglich
Toiletten	1-mal täglich
Fußboden	1-mal täglich
	unmittelbar nach Kontamination mit infektiösem Material
Abfall (nur bei Verletzungs- gefahr, z. B. Skalpelle, Kanülen)	direkt nach Gebrauch bei Kanülen kein Recapping

Womit	Wie
umweltfreundlicher Allzweckreiniger	mit frischen Tuch abwischen
Flächen-desinfektionsmittel	
Waschmaschine	60 °C
umweltfreundlicher Allzweckreiniger	gründlich reinigen
umweltfreundlicher Allzweckreiniger	gründlich reinigen
umweltfreundlicher Allzweckreiniger	praxisübliches Reinigungssystem
Alkohol 60–70 % Flächen-desinfektionsmittel	desinfektionsmittel-getränktes Einmaltuch, Handschuhe
leer gewordene, durchstichsichere, fest verschließbare Kunststoffbehälter	Behälter fest verschlossen in den Hausmüll geben

Anmerkungen:

- Nach Kontamination mit potenziell infektiösem Material (z. B. Sekreten oder Exkreten) immer sofort gezielte Desinfektion der Fläche
- Beim Umgang mit Desinfektionsmitteln immer mit Haushaltshandschuhen arbeiten (Allergisierungspotenzial)
- Ansetzen der Desinfektionsmittellösung nur in kaltem Wasser (Vermeidung schleimhautreizender Dämpfe)
- Anwendungskonzentrationen beachten
- Einwirkzeiten von Instrumentendesinfektionsmitteln einhalten
- Standzeiten von Instrumentendesinfektionsmitteln nach Herstellerangaben (wenn Desinfektionsmittel mit Reiniger angesetzt wird, täglich wechseln)
- Zur Flächendesinfektion nicht sprühen, sondern wischen
- Nach Wischdesinfektion Benutzung der Flächen, sobald wieder trocken
- Benutzte, d. h. mit Blut etc. belastete Flächendesinfektionsmittellösung mindestens täglich wechseln
- Haltbarkeit einer unbenutzten dosierten Flächendesinfektionsmittellösung (z. B. 0,5 %) in einem verschlossenen (Vorrats-)Behälter (z. B. Spritzflasche) nach Herstellerangaben (meist 14–28 Tage)

Aufbereitung von starren Endoskopen

- Immer mit Handschuhen arbeiten

Reinigung

- Nach der Untersuchung das Endoskop mit Zellstoff säubern
- Endoskop (inkl. Optik) nach Herstellerangaben in seine Einzelteile zerlegen
- In Reinigungslösung einlegen (vom Hersteller empfohlenes Reinigungsmittel benutzen) und vorhandene Kanäle mit

Lösung füllen → Spritze (bei Verletzungsgefahr: Desinfektionslösung mit Reinigerzusatz verwenden)
- Kanäle mit Bürste reinigen, mit Wasser durchspülen, innen mit Druckluft und außen mit einem sauberen Tuch trocknen

Sterilisation
- Geräteteile mit Pflegeöl behandeln und nach Herstellerangaben im Container autoklavieren
- Lichtleitkabel, Insufflationsschlauch, Biopsiezangen etc. müssen nach jeder Untersuchung autoklaviert werden

Falls die Sterilisation des Endoskopes nicht möglich ist, muss folgendes Desinfektionsverfahren durchgeführt werden:

Desinfektion
- Endoskop (inkl. Optik) nach Reinigung (▶oben) in Instrumentendesinfektionsmittel einlegen. Kanäle mit Desinfektionslösung füllen → Spritze

Bereitstellung:
Bei Eingriffen in sterile Körperhöhlen
- Alle dazu verwendeten Materialien müssen steril sein
- Desinfiziertes Material mit sterilen Handschuhen aus der Desinfektionslösung nehmen und direkt in eine sterilisierte Wanne, gefüllt mit sterilem Aqua dest., legen
- Gründliches Spülen mit Aqua dest.
  Außenseite mit steriler Kompresse mehrmals abwischen
  Kanäle mit steriler Spritze mehrmals durchspülen
- Mit sterilem Tuch oder steriler Kompresse vollständig abtrocknen
- Kanäle mit Luft trockenblasen (sterile Spritze dazu benutzen)
- Aufbewahrung im sterilisierten Behälter mit Deckel

Bereitstellung:

Bei Eingriffen in nicht sterile Körperhöhlen

- Mit Aqua dest. spülen; wenn mit Leitungswasser gespült wird, hinterher mit Alkohol 60–70 % abreiben bzw. durchspülen
- Mit sauberem Tuch oder Kompresse gründlich trocknen
- In einem Behälter mit Deckel aufbewahren (Behälter mit Alkohol 60–70 % ausreiben)
- **Lichtleitkabel:** mit Alkohol 60–70 % abwischen
- **Biopsiezange etc.:** nach Gebrauch reinigen, anschließend autoklavieren
- **Reinigungsbürsten:** täglich vorzugsweise thermisch desinfizieren oder autoklavieren

Aufbereitung von flexiblen Endoskopen

- Immer mit Handschuhen arbeiten

Dekontamination und Reinigung

- Sofort nach der Untersuchung den Außenmantel des Endoskopes mit Zellstoff säubern
- Alle Kanäle mit Wasser durchsaugen oder -spülen, danach:
- Außenmantel mit Reinigungslösung (lt. Herstellerangaben) abwaschen
- Instrumentier- u. Absaugkanal mit flexibler Bürste reinigen und mit der Reinigungslösung durchsaugen oder -spülen
- Mit weicher Bürste Distalende reinigen
- Luft-/Spülkanal über Trompetenventil mit Wasser freispülen, ebenso Instrumentier-/Absaugkanal
- Alle Kanäle mit Druckluft oder einer Spritze freiblasen oder freisaugen
- Ventilgewinde mit Instrumentendesinfektionslösung und Stieltupfer auswischen
- Alle Ventile und Gummikappen in die Desinfektionslösung einlegen

- Schutzkappe am Distalende (falls vorhanden) entfernen und ebenso in Desinfektionslösung einlegen (▶ oben)
- Ansatz von Druckluft und Wasserpistole ebenfalls in Instrumentendesinfektionsmittel einlegen

Desinfektion

Nicht wasserdichte Endoskope:
- Einführungsteil bis 5 cm unterhalb des Bedienungskopfes in Instrumentendesinfektionsmittel hängen
- Alle Kanäle mit Desinfektionslösung füllen (mit Spezialadapter und Spritzen)
- Spritzen während der Desinfektion angeschlossen lassen oder Schlauch abklemmen (sonst Absinken des Flüssigkeitsspiegels)

Wasserdichte Endoskope
- Vollständig in Desinfektionslösung einlegen, Kanäle mit Spezialadapter und Spritzen füllen

Bereitstellung
- Außenmantel und alle Kanäle gründlich mit sterilem Aqua dest. von Desinfektionsmittellösung freispülen; wenn mit Leitungswasser gespült wird, hinterher mit Alkohol 60–70 % abreiben bzw. durchspülen
- Alle Kanäle mit Druckluft gründlich trocknen
- Außenmantel und Bedienungskopf mit 60–70 %igem Alkohol abreiben
- Ventile, Gummikappe und evtl. Schutzkappe trocken einsetzen

Aufbewahrung: staubfrei und trocken

Hilfsinstrumente

Sämtliches Endoskopiezubehör wie flexible Bürsten, Biopsiezangen, Diathermieschlingen usw. müssen sorgfältig gerei-
nigt (z. B. im Ultraschallbad) und nachfolgend autoklaviert
werden

Spritzen (die zur Desinfektion verwendet wurden)
- nach Programmende
– vorzugsweise thermisch desinfizieren oder
– zerlegt in die Instrumentendesinfektionslösung legen

Haltbarkeit der Instrumentendesinfektionslösung beim Hersteller erfragen

19 Internetseiten (Stand Mai 2010)

Centers for Disease Control and Prevention (CDC), USA:
http://www.cdc.gov/

Liste der Nationalen Referenzzentren und Konsiliar-
laboratorien:
http://www.rki.de/INFEKT/NRZ/NRZ.HTM

Paul-Ehrlich-Gesellschaft: http://www.p-e-g.de/

Robert Koch-Institut, Berlin: http://www.rki.de/

Sachverzeichnis

Abszesse 14
Acinetobacter 30
Actinomyces 30
Actinomyces israelii 34
Adnexitis 93
Aeromonas 30
Aeromonas hydrophila 34
Amöben 101
Amöbiasis 93
Amoxicillin 1, 38–39
Amoxypen 1
Amoxypen® 38
Ampicillin 1, 41–42
Ampicillin® 41
Antibiotikaprophylaxe 134
Antibiotikatherapie,
    Versagen 127
Arthritis 93
Atemtherapie 168
Aufbereitung von
    Endoskopen, flexible
    190
Aufbereitung von
    Endoskopen, starren
    188
Augenabstrich 11
Augmentan 1
Augmentan® 39
Avalox 2

Avalox® 79
Azithromycin 1, 44

Bacteroides fragilis 30, 34
Bakteriurie
    (asymptomatisch) 94
Barazan 2
Barazan® 80
Bartonella henselae 105
Bartonellen 34
Baycillin Mega 2
Benzathin-Penicillin G 1,
    45
Blasendauerkatheter 173
Bordetella-Spezies 34
Borrelia burgdorferi 34
Borreliose (Lyme-Krank-
    heit) 94
Bronchitis 96
Burkholderia cepacia 30

Campylobacter jejuni 101
Campylobacter-Spezies
    34
Candidiasis 97
Cefaclor 1, 46
Cefadroxil 1, 47
Cefalexin 1, 48
Cefixim 1, 49

Cefotaxim 1, 50
Cefpodoxim-proxetil 51
Cefpodoximproxetil 1
Ceftibuten 1, 52
Ceftriaxon 1, 53
Cefuroximaxetil 1, 55
Cephalexin 1
Cephalexin® 48
Cephoral 1
Cephoral® 49
Chlamydien 30, 34
Cholangitis 98
Cholezystitis 98
Ciprobay 1
Ciprobay® 56
Ciprofloxacin 1, 56
Citrobacter 30
Claforan 1
Claforan® 50
Clarithromycin 1, 57
Clavulansäure 1, 39
Clindamycin 1, 59
Clont 2
Clont® 76
Clostridien 30
Clostridium-Spezies 34, 99
Corynebacterium
  diphtheriae 34
Corynebacterium jeikeium
  30
Cotrimoxazol 60
Cotrimoxazol (TMP/SMZ)
  1
Coxiella burnetii 34, 117
Cyclospora cayetanensis
  101

Desinfektionsmaßnahmen
  164
Dicloxacillin 1, 62
Diflucan 2
Diflucan® 69
Diphtherie 138
Diphtherie (Kinder) 98
Divertikulitis 98
Doxycyclin 2, 63
Doxyhexal 2
Doxyhexal® 63

Einmalhandschuhen 165
ektebin 2
ektebin® 84
Elobact 1
Elobact® 55
EMB-Fatol 2
EMB-Fatol® 66
Endokarditis 134
Endokarditisprophylaxe
  134
Enoxacin 2, 64
Enoxor 2
Enoxor® 64
Enteritissalmonellen 101
Enterobacter 30
Enterococcus faecalis 30,
  34
Enterococcus faecium 30
Enterokolitis (pseudo-
  membranöse) Clostridium
  difficile-assoziierte
  Diarrhoe (CDAC) 99
Epididymitis 99
Epiglottitis 100

Eremfat 3
Eremfat® 87
Erysipel 100
Erythrocin 2
Erythrocin® 65
Erythromycin 2, 65
Escherichia coli 31, 34
Ethambutol 2, 66
Eusaprim 1
Eusaprim® 60

Flagyl 2
Flagyl® 76
Flucloxacillin 2, 67
Fluconazol 2, 69
Fosfomycin 2, 70
Fungata 2
Fungata® 69
Furadantin 2
Furadantin® 80

Gardnerella vaginalis 34
Gastroenteritis 101
Genitalsekrete 13
Giardiasis (Lambliasis) 108
Gonokokken 34
Gonorrhö 103
Grüncef 1
Grüncef® 47

Händedesinfektion, chirurgisch 182
Händedesinfektion, hygienisch 182
Händereinigung 182

Haemophilus influenzae 31, 36
Haemophilus-influenzae-Exposition 140
Harnwegsinfektion 104
Harnwegsinfektionen, chron. rezidivierend 142
Hautdesinfektion 182
Helicobacter pylori 36, 122
Hygiene in der ärztlichen Praxis 182

Impetigo 105
Impfungen für medizinisches Personal 179
InfectoStaph 1
InfectoStaph® 62
Infektionsprophylaxe 134
Inhalationstherapie 168
Insulininjektion 172
Isocillin 2
Isocillin® 83
Isoniazid (INH) 2, 71
Isozid 2, 71
Itraconazol 2, 72

Katzenkratzkrankheit 105
Keimax 1
Keimax® 52
Keratitis 106
Ketek 3
Ketek® 91
Kingella kingae 36
Klacid® 57
Klebsiellen 31

Konjunktivitis (eitrige) 106
Kopflausbefall 160

Lambliasis (Giardiasis) 108
Lamblien 101
Lebererkrankungen 131
Legionella pneumophila 36
Legionellen 31
Levofloxacin 2, 73
Linezolid 2, 74
Listeria monocytogenes 31
Lokalantibiotika 132
Loracarbef 2, 75
Lorafem 2
Lorafem® 75
Luftreiniger 166

Magensonden, Umgang mit 169
Mastitis 108
Mastoiditis 109
Megacillin oral 2
Megacillin oral® 83
Meningokokkenexposition 142
Metronidazol 2, 76
Mindestbehandlungsdauer von bakteriellen Infektionen 125
Minocyclin 2, 78
Minocyclin® 78
Monuril ® 3000 70
Monuril 3000 2
Moraxella catarrhalis 31, 36

Moronal 2
Moronal® 81
Moxifloxacin 2, 79
MRSA in Alten- und Pflegeheimen 174
Mupirocin 2
Myambutol 2
Myambutol® 66
Mycobutin 2, 86
Mycoplasma pneumoniae 31, 36

Nasenabstrich 10
Neugeborenenkonjunktivitis 144
Nissen 161
Nitrofurantoin 2, 80
Norfloxacin 2, 80
Noroviren 101
Nystatin 2, 81

Ofloxacin 2, 82
Ohrabstrich 10
Operieren, ambulantes 177
Orelox 1
Orelox® 51
Osteomyelitis (akut: hämatogen, fortgeleitet, postoperativ) 109
Osteomyelitis (chronisch) 110
Osteomyelitis (nach Gelenkimplantation) 111
Otitis externa 111
Otitis media 111

Paediathrocin   2
Paediathrocin®   65
Pankreatitis (akute,
  chronische)   112
Panoral   1
Panoral®   46
Parotitis (bakteriell)   113
Pasteurella multocida   36
Penicillin V   2, 83
Peptostreptokokken   36
Peritonitis, spontan
  bakteriell   144
Pertussis   113, 144
Peteha   2
Peteha®   84
Pneumokokken   36
Pneumonie   114
Podomexef   1
Podomexef®   51
Praxismüll, infektiöser   162
Praxiswäsche   163
Probenentnahme   9
Probentransport   9, 15
Proktitis   103
Propicillin   2
Propionibakterien   36
Prostatitis   115
Proteus mirabilis   31, 36
Proteus vulgaris   31, 36
Protionamid   2, 84
Providencia   31
Pseudomonas aeruginosa
  31
Pyelonephritis   116
Pyrafat   2
Pyrafat®   85

Pyrazinamid   2, 85
Pyrethrum   161

Q-Fieber   117

Rachenabstrich   10
Reisediarrhoe   103
Resistenz wichtiger Erre-
  ger   30
Rickettsien   36
Rifa   3
Rifa®   87
Rifabutin   2, 86
Rifampicin   3, 87
Rocephin   1
Rocephin®   53
Roxigrün   3
Roxigrün®   88
Roxithromycin   3, 88
Rulid   3
Rulid®   88

Salmonella enteritidis   36,
  102
Salmonella typhimurium
  102
Salmonellen   31
Salmonellendauerausscheider in Schule oder
  Kindergarten   157
Salpingitis   118
Scharlach   118, 146
Scharlach in Schule und
  Kindergarten   159
Schwangerschaft   129
Sempera   2

Sempera® 72
Serratia 31
Shigellen 31, 36, 101
Sinusitis 118
Sobelin 1
Sobelin® 59
Sondennahrung, Umgang
   mit 169
Sondermüll 162
Splenektomie 146
Sputum 11
Staphylex 2
Staphylex® 67
Staphylococcus aureus
   (MRSA) 31
Staphylococcus aureus
   (MSSA) 31
Staphylococcus
   epidermidis 31
Staphylokokken (MSSA) 36
Staphylokokkenepidemie
   148
Stenotrophomonas
   maltophilia 31
Stillzeit 129
Strepto-Fatol 3
Strepto-Fatol® 89
Streptococcus A, B, C, G
   31
Streptococcus
   pneumoniae 31
Streptococcus viridans 31
Streptokokken 36
Streptomycin 3, 89
Stuhl 14
Sulbactam 1, 42

Sultamicillin 3
Syphilis 119, 148

Tardocillin 1200 1
Tardocillin 1200® 45
Tarivid 2
Tarivid® 82
Tavanic 2
Tavanic® 73
tebesium 2
tebesium® 71
Telithromycin 3, 91
Teppichboden in der Praxis
   163
Tetanus 148
Tetracyclin 3, 92
Tonsillitis, eitrige 120
Toxoplasmose 120
Treponema pallidum 36,
   119
Tuberkulose 121, 150
Turixin 2

Ulkuskrankheit 122
Unacid 1
Unacid PD oral 3
Unacid® 42
Ureaplasma 36
Urethritis 103, 123
Urin 11

Vaginitis 123
Verbandwechsel 166
Vibrio cholerae 101
Vorrichten von Medikamen-
   ten 172

Wasserfilter   166
Wunden   14

Yersinia enterocolitica   31,
    36, 101

Zervizitis, unkomplizierte
    103
Zinnat   1
Zinnat®   55
Zithromax   1
Zithromax®   44
Zystitis   124
Zyvoxid   2
Zyvoxid®   74